D1994609

Cordula Neuhaus

Das hyperaktive Kind und seine Probleme

Cordula Neuhaus

Das hyperaktive Kind und seine Probleme

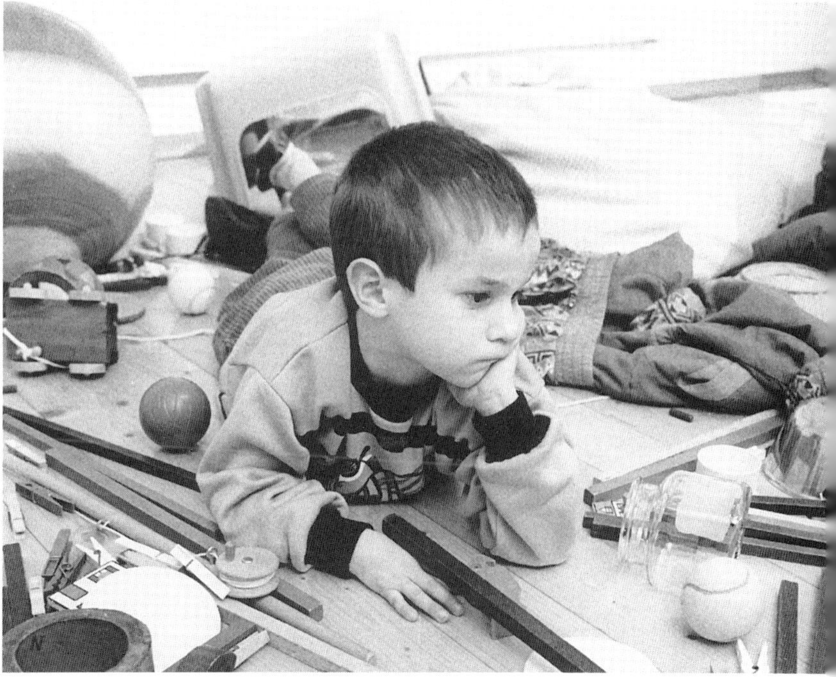

Weitere Titel zum Thema bei Urania:
Cordula Neuhaus: Hyperaktive Jugendliche und ihre Probleme. ISBN 978-3-332-01088-6

Die Autorin: Cordula Neuhaus ist Dipl.-Heilpädagogin und Verhaltenstherapeutin. Sie arbeitet seit vielen Jahren in eigener Praxis mit Kindern, Jugendlichen und Erwachsenen. Außerdem ist sie Dozentin und Supervisorin in der Fort- und Weiterbildung in Klinischer Verhaltenstherapie in Stuttgart, Bad Dürkheim und Tübingen. Cordula Neuhaus gehört zum engen Kreis der deutschsprachigen Spezialisten auf dem Gebiet des ADS/ADHS und ist als Autorin bei Fachwelt und großem Publikum gleichermaßen anerkannt. Ihr Buch »Das hyperaktive Kind und seine Probleme« wurde in vier Sprachen übersetzt.

Die im Buch veröffentlichten Ratschläge wurden von Verfasserin und Verlag sorgfältig erarbeitet und geprüft. Eine Garantie kann dennoch nicht übernommen werden, ebenso ist eine Haftung des Verfassers bzw. des Verlages und seiner Beauftragten für Personen-, Sach- und Vermögensschäden ausgeschlossen.

Bibliografische Information der Deutschen Bibliothek
Die Deutsche Bibliothek verzeichnet diese Publikation in der Deutschen Nationalbibliografie; detaillierte bibliografische Daten sind im Internet über http://dnb.ddb.de abrufbar.

www.urania-verlag.de

Umschlaggestaltung: Behrend & Buchholz, Hamburg
Titelfoto: Dimaggio/Kalish/ZEFA
Fotos: Gertie Bureck (S. 17, 127, 189), Haba (S. 155), Photodisc (S. 93, 163), Ravensburger (S. 171), Wolfram Scheible/format (S. 8, 14, 23, 42, 45, 73, 75, 96, 103, 124, 150, 160), Heidi Velten (S. 3, 221)
Zeichnung auf S. 115: Thilo Pustlauk
Satz: Thoms Buchdesign
Druck: Westermann Druck, Zwickau
Printed in Germany
ISBN 978-3-7831-6161-8

Inhalt

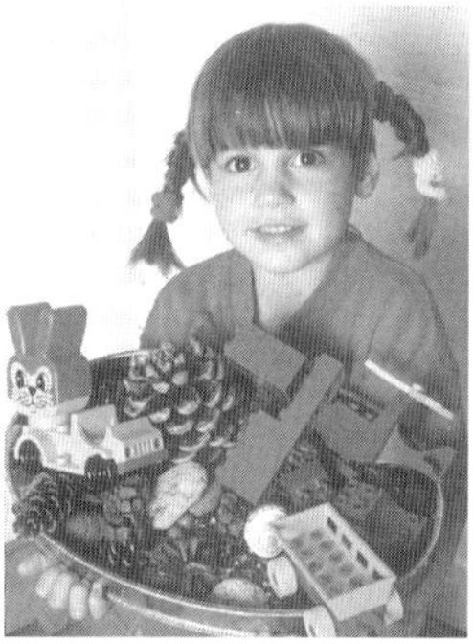

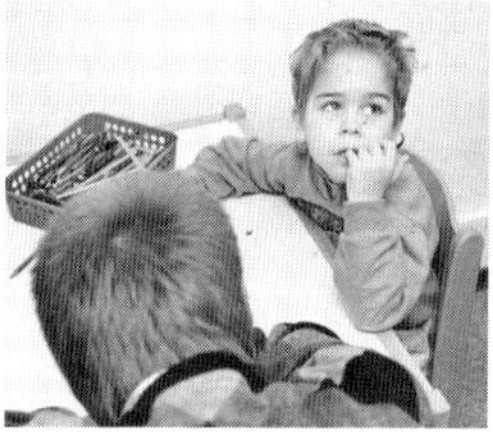

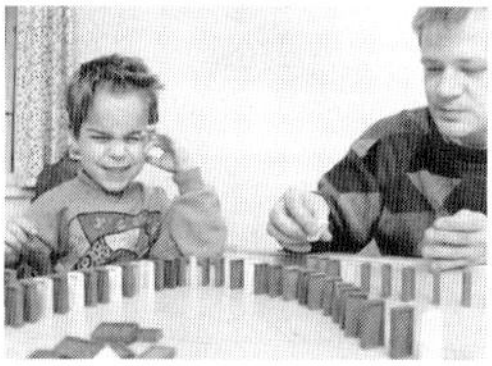

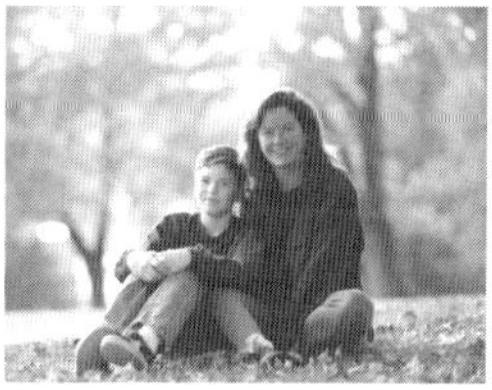

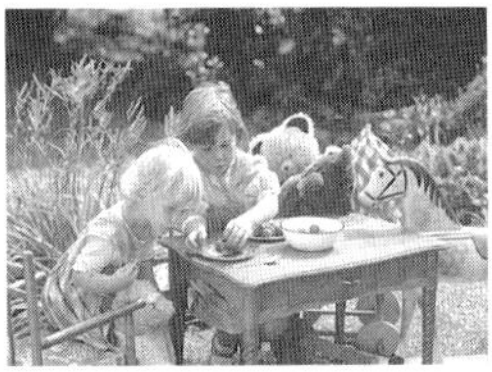

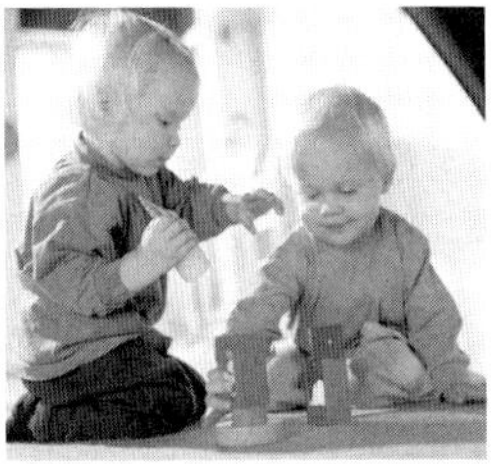

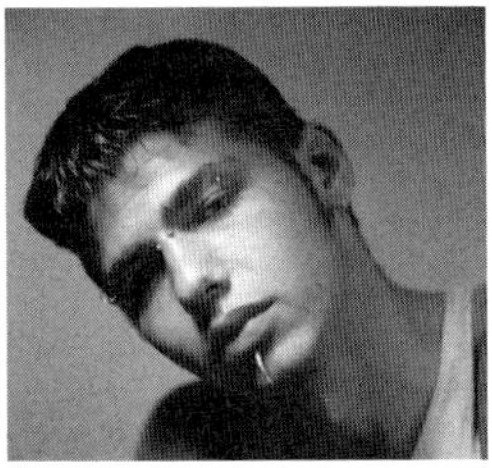

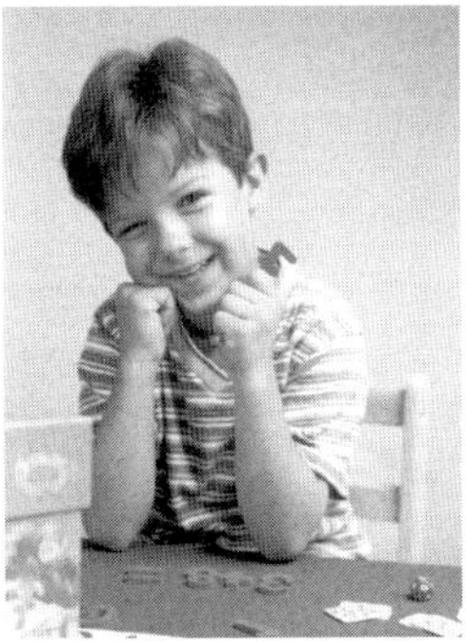

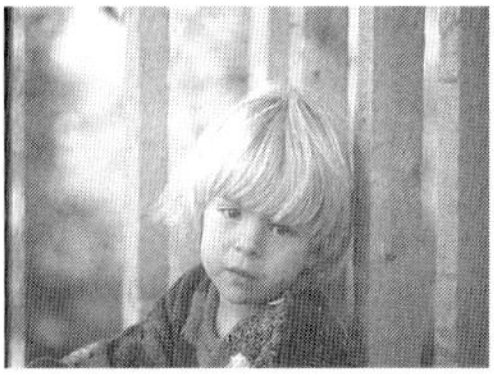

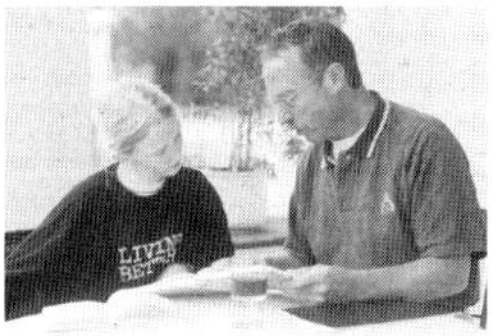

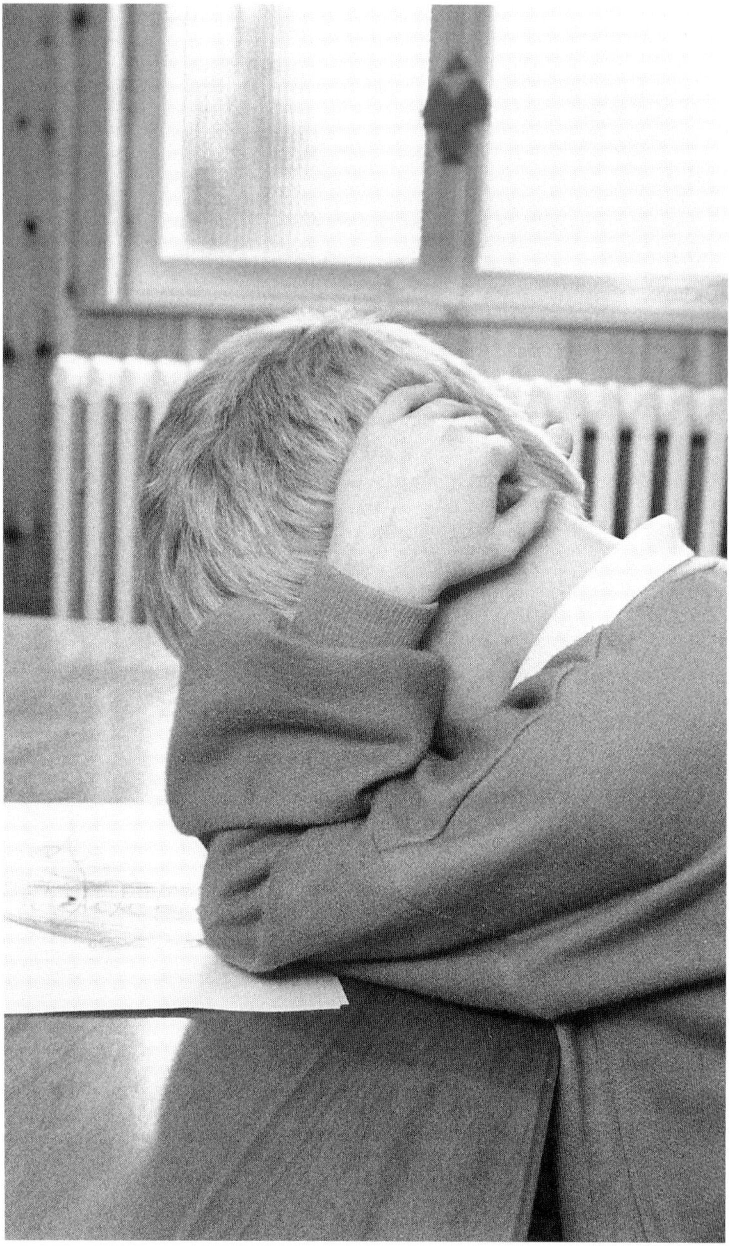

Einleitung

Kai ist nicht tragbar in einer Klasse mit 28 Kindern. Ständig ist er mit etwas anderem beschäftigt, folgt nicht, obwohl die Kinder in unserer Klasse viel Freiheit haben. Er ist unruhig, stört die anderen, zum Teil mit ausgeprägter Aggressivität, und steht dann noch nicht einmal dazu.
(Aus dem Brief einer Lehrerin an die Mutter)

Könnte der achtjährige Kai erzählen, wie es ihm ergeht, würde es sich wie folgt anhören:

Immer schreit man mich an, oder man schimpft mit mir, an manchen Tagen kann ich es gar nicht mehr zählen. Dabei wollte ich heute in der Schule wirklich schnell machen. Ich hab mich echt angestrengt, aber ganz viel war falsch, und ich sollte dann den ganzen Mist noch mal zu Hause machen.

Ich mach schon Sachen, die nicht so okay sind, beiße auf meinen Stiften herum, zapple rum, und wenn's langweilig wird, rede ich auch lieber mit den Leuten, die hinter mir sitzen. Dabei will ich ja eigentlich aufpassen, aber es geht irgendwie nicht, ich weiß auch nicht warum.

Vor kurzem hat meine Mama geweint, weil ich wieder Ärger auf dem Schulhof hatte und die Lehrerin dann angerufen hat.

Aber ich habe es einfach nicht ausgehalten. Der doofe Peter hat mich erst ausgelacht, weil ich wieder nicht gewusst habe, wo ich lesen soll. Ich habe ihm dann ganz schnell den Spitzer weggenommen und dann haben wir eben ein kleines „Kämpfchen" gehabt. Die Lehrerin hat gleich wieder gedacht, ich bin's gewesen, und ich habe 'ne Strafarbeit bekommen. Das hat mich so wütend gemacht, dass ich dem Peter dann an der Pausenhoftreppe einfach ein Bein stellen musste, dem blöden Hund. Jetzt sagen die zu mir, ich sei „bösartig".

Meine blöde kleine Superschwester würde ich am liebsten umbringen, wenn ich könnte. Alles macht die dumme Kuh richtig. Die hat Freundinnen, vergisst nie Hausaufgaben, und meine Mama sagt, ich soll mir an ihr ein Beispiel nehmen. Den Teufel werd ich tun. Aber irgendwie hätte ich doch ganz gern ein bisschen weniger Ärger, auch mit den anderen Kindern in der Klasse. Wenn ich bloß wüsste, wie ich das anstellen soll.

Viele Erklärungen – welche ist richtig?

Unterschiedliche Muster von störendem Verhalten und unterschiedliche Ausprägungsgrade bei einzelnen Auffälligkeiten entfachen Diskussionen über die Entstehungsbedingungen.

Besorgte Eltern, die beobachten, dass ihr Kind irgendwie „anders" ist, impulsiver reagiert als andere, häufiger ausflippt, massiv wütend wird oder auffallend schnell beleidigt ist, nicht bei der Sache bleiben kann, ständig dazwischenredet, viel tagträumt, heftigst auf rasche Veränderungen mit Bocken und Trödeln reagiert, werden von vielen professionellen Ansprechpartnern aus dem medizinischen, psychologischen und pädagogischen Bereich mit den unterschiedlichsten Erklärungen bedacht. Speziell beim Kleinkind und beim Vorschulkind besteht oft eine Neigung zur Bagatellisierung. Dann heißt es oft, die Verhaltensweisen würden sich auswachsen, spätestens wenn das Kind in die Schule kommt. Oder: Bei einer ungeduldigen Mutter, die sich ständig hetze, sei es selbstverständlich, dass ein Kind unruhig werde, speziell wenn zusätzlich noch Eheprobleme zu vermuten sind.

Ist die Störung ausgeprägter, kommen aggressive Verhaltensweisen dazu und/oder Verweigern, wird die Eltern-Kind-Beziehung noch genauer inspiziert.

Es gibt beobachtbare Schwierigkeiten. Die Eltern scheinen irgendwie mit dem Kind nicht fertig zu werden. Das Nicht-Auskommen mit Gleichaltrigen, das „Nicht-abwarten-Können" der Kinder führen häufig zur Vermutung, dass dem Kind wohl in keiner Hinsicht irgendwelche Grenzen gesetzt werden oder dass es durch die Eltern übermäßig viel Beachtung bekommt. Die Unruhe wird auch auf Überreizung zurückgeführt.

Fachleute beschreiben die Kinder oft ausgesprochen defektorientiert mit Aussagen wie „Er ist unverschämt frech, hat kein Gefühl für Fair play, will immer im Mittelpunkt stehen."

Die Eltern sind verunsichert

Unbewusst vergleichen Eltern das eigene Kind mit den „tollen" Kindern anderer Familien. Sie appellieren, korrigieren, und nicht selten verletzen sie dabei das Kind. Diese elterlichen Reaktionen erkennt der Professionelle und ist leider rasch dabei, nun zu verdeutlichen, dass die Erziehungsmethoden der Eltern an der Störung des Kindes schuld seien.

Hilflosigkeit, ein schlechtes Gewissen wegen eigener Überreaktionen, oft auch Verzweiflung prägen Eltern speziell von hyperaktiven Kindern.

Ist die Unruhe sehr störend, der Konzentrationsmangel erheblich, wird früher oder später die Diagnose des „hyperkinetischen Syndroms" gestellt (nachdem schon vorher oppositionelles Verhalten, omnipotentes Verhalten, MCD oder Lese-Rechtschreib-Schwäche diagnostiziert worden sein kann). Irgendwie scheint die Diagnose einer hyperkinetischen Störung aber aus Elternsicht eine „Kampfdiagnose" zu sein. Bei den Fachleuten erleben sie Uneinigkeit, ob man die Störung überhaupt so nennen darf, da sich das Kind ja ab und zu doch konzentrieren kann – vor allen Dingen dann, „wenn es will". Noch schwieriger ist, dass die Eltern nicht so recht wissen, wo sie nun ein Hilfsangebot finden können, das ihnen Entlastung und konkrete Unterstützung bietet.

International gilt das hyperkinetische Syndrom als bestuntersuchte Störung in der Kinderpsychiatrie, mit mittlerweile über 6.000 publizierten Studien.

Was heißt „hyperkinetisches Syndrom"?

Die Vielschichtigkeit der Symptomatik, der schub- und wellenweise Verlauf, die unterschiedlichen, zusätzlichen Störungskomplexe, die auftreten können, führen aber noch immer zu sehr unterschiedlichen Einschätzungen und Kategorisierungen in der Fachwelt, speziell bei Pädagogen. Nach wie vor hält sich hartnäckig die Annahme, dass die Entwicklung vor allen Dingen von der beeinflussenden Umwelt geprägt werde. In den letzten 10 Jahren stellte sich dann auch in Deutschland die Frage, ob es denn plötzlich immer mehr hyperaktive Kinder gebe, oder ob vielleicht alle Kinder unruhiger würden. Skeptisch wird geäußert, ob vielleicht gerade jetzt eine „Modediagnose" kreiert würde, um die Eltern vor dem Eingeständnis zu bewahren, dass sie falsch erziehen.

Die gegenwärtige Begriffsverwirrung scheint manchmal fast ebenso groß zu sein wie die Verwirrung um die Symptomatik der Kinder selbst.

Deutlich auffällige Kinder aber werden immer rascher als erziehungsschwierig und sonderschulbedürftig ausgegrenzt. Kontrovers wird daneben die Frage diskutiert, ob das Syndrom eine Krankheit oder eine Behinderung sei, ob pädagogisch, psychologisch oder medizinisch zu helfen sei.

Wie kam ich zu diesem Thema?

Angeregt durch den Kinderarzt Dr. Rudolf Kemmerich aus Weinstadt, der sich schon lange mit hyperaktiven Kindern beschäftigt, begann ich vor bald 20 Jahren, mich mit Diagnostik und Therapiemöglichkeiten auseinanderzusetzen. Seither hörte ich Hunderte zum Teil sehr berührender, langer Leidensgeschichten von Familien, deren Kinder falsch oder gar nicht diagnostiziert wurden oder bei denen die Behandlungsansätze zusätzlich verunsicherten.

In Deutschland wird die Diagnose „Hyperaktivität" leider noch immer aus unterschiedlichsten Blickwinkeln betrachtet.

Der Amerikaner Edward Hallowell beschrieb 1994, dass man in den USA den Forschungen und Therapieentwicklungen der letzten 20 Jahre bezüglich dieser Störung aufgeschlossen und interessiert gegenüber stehe. Es wird manchmal geradezu feindselig angezweifelt, ob diese Kinder tatsächlich eine Störung haben und nicht nur faul, widerspenstig oder boshaft sind.

Die Auseinandersetzung mit der aktuellen amerikanischen Literatur gab viel Bestätigung für den eigenen ressourcenorientierten Ansatz, bei häufigem Vorwurf, zu „elternfreundlich" zu sein – im Sinn von „Jetzt gibt es eine organische Störung als Deckmantel für Desinteresse am Kind." Unterstützt durch den Kinder- und Jugendpsychiater Dr. Peter Altherr und den Austausch mit amerikanischen Kollegen entstand Mut, die Arbeit mit Jugendlichen und Erwachsenen mit diesem Syndrom auszubauen, nachdem ich immer wieder beobachten konnte, dass sich die Problematik eben nicht bei jedem auswächst. Viele Menschen mit dieser „Persönlichkeitsvariante" kommen im Leben gut zurecht, manche jedoch quälen sich mit Selbstvorwürfen und leiden unter großer Impulsivität, Vergesslichkeit, Beziehungsschwierigkeiten und Verlustängsten.

Dieses Buch möchte anhand des gegenwärtigen wissenschaftlichen Erkenntnisstands aufzeigen, wie diese Kinder „anders" funktionieren, welche Missverständnisse entstehen und wie man ihnen zu Hause und in der Schule begegnen kann. Und es möchte dazu beitragen, den Kindern und den Erwachsenen das Leben zu erleichtern, ihre besonderen Qualitäten entdecken helfen, damit sie nutzbar gemacht werden können.

Zur Terminologie

Die Begriffe „hyperkinetisches Syndrom", „hyperkinetische Störung" oder „Hyperaktivität" betonen zunächst einmal das ständige Zappeln und die exzessive Ruhelosigkeit.

Zwar wird in den diagnostischen Kriterien auch beschrieben, dass diese Kinder daneben sehr ablenkbar sind, meist nur viel zu kurz bei einer Tätigkeit verweilen, vergesslich sind, nicht zuzuhören scheinen, von einer Aktion in die nächste getrieben wirken, viel reden und bei hoher Impulsivität nicht abwarten können. Ist aber keine Unruhe anzutreffen, erscheint das Kind dann auch noch in einem Untersuchungstermin beim Arzt oder auf der Beratungsstelle offen, interes-

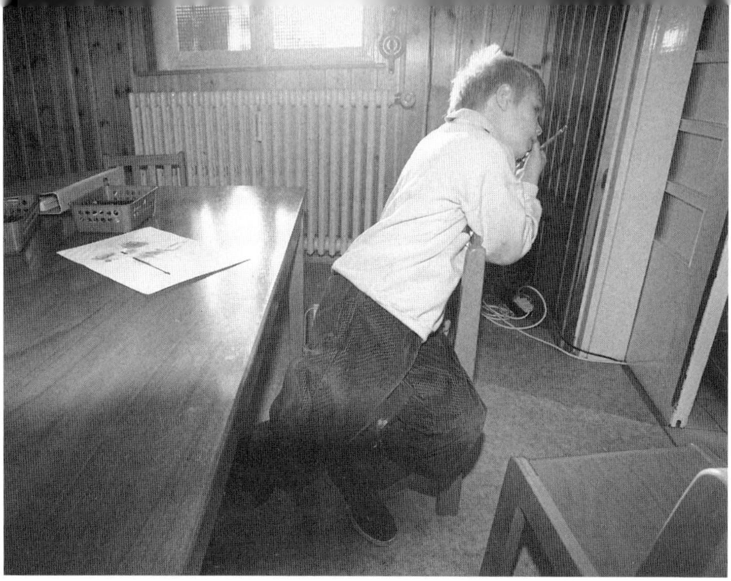

siert und aufmerksam, wird nicht selten ausgeschlossen, dass das Kind „hyperaktiv“ sein könnte.

Anderweitige Erklärungsmodelle erfolgen dann speziell deswegen, weil alle oben genannten Zusatzsymptome auch einzeln und phasenweise bei allen Kindern vorkommen können.

Noch einmal: Was ist das „hyperkinetische Syndrom“?

Die Unruhe verschwindet meist tatsächlich (sichtbar!) in der Pubertät.

Aus der Bezeichnung „hyperkinetisches Syndrom“ ergibt sich die noch immer verbreitete, wenngleich auch in den letzten Jahren etwas rückläufige Annahme, das Syndrom wachse sich in der Pubertät aus und sei im Erwachsenenalter nicht mehr vorhanden. Das amerikanische Namensverzeichnis wies 1980 einen anderen Begriff auf, mit einer Verschiebung zugunsten der besonders auffallenden Unaufmerksamkeit bei diesem Syndrom: „Attention Deficit Disorder“ (Aufmerksamkeitsdefizitstörung). Im Wissenschaftslexikon DSM III wurde hierbei die Störung mit und ohne Hyperaktivität beschrieben, sowie ein „Residualtyp“ im Erwachsenenalter. Mangels Forschung über den Störungsanteil ohne Hyperaktivität verschwand dieser Begriff im amerikanischen Nachfolgemanual DSM III-R wieder.

1991 wies erstmals Paul Wender in seinem Buch darauf hin, dass die Problematik des Syndroms sehr wohl noch in der Pubertät und im Erwachsenenalter bestehen kann, wie dies auch meine eigene klinische Erfahrung tagtäglich zeigt.

Das in Deutschland gebräuchliche Klassifikationssystem psychischer Störungen der Weltgesundheitsorganisation (im ICD 10) definierte 1991 die „hyperkinetische Störung", die sich aus hyperaktivem Verhalten und deutlicher Aufmerksamkeitsstörung zusammensetzt.

Probleme der Definition

Es wurde Abstand genommen von der Bezeichnung Aufmerksamkeitsstörung ohne Hyperaktivität, da die Experten die Gefahr sahen, dass Kinder diese Diagnose bekommen könnten, die aus anderen Gründen unaufmerksam sind (z. B. wegen Ängsten, aus Verträumtheit oder Unbeteiligtheit). Der Diagnosebegriff „Aufmerksamkeitsstörung ohne Hyperaktivität" gebe hier ein Störungsbild vor, über das noch nicht ausreichende Kenntnisse vorlägen.

Auch im ICD 10 findet man eben diesen Begriff „Aufmerksamkeitsstörung ohne Hyperaktivität" unter einer anderen Diagnosenummer mit der Überschrift „Andere näher bezeichnete Verhaltens- und emotionale Störungen mit Beginn in der Kindheit und Jugend" – neben Nägelkauen, Nasenbohren und Daumenlutschen.

Die drei Untertypen

Auch in Deutschland wird seit 2000 vermehrt in der wissenschaftlichen Diskussion der Begriff der Aufmerksamkeitsdefizit/Hyperaktivitätsstörung verwendet (ADHS).

Das amerikanische diagnostische und statistische Manual psychischer Störungen (DSM IV, veröffentlicht 1994) beschreibt die Aufmerksamkeitsdefizit-/Hyperaktivitätsstörung mit drei Untertypen:

- Aufmerksamkeitsdefizit-/Hyperaktivitätsstörung, vorwiegend unaufmerksamer Typ;
- Aufmerksamkeitsdefizit-/Hyperaktivitätsstörung, vorwiegend hyperaktiv-impulsiver Typ;
- Aufmerksamkeitsdefizit-/Hyperaktivitätsstörung, kombinierter Typ.

In den USA ist in den letzten zehn Jahren nach umfangreichen Forschungen Literatur gerade auch über den Jugendlichen und den Erwachsenen mit „Attention Deficit Disorder“ sowie „Attention Deficit Hyperactivity Disorder“, meist abgekürzt AD/HD, entstanden.

Thomas Brown weist 1995 und 2000 darauf hin, dass speziell dem vorwiegend unaufmerksamen Typ mehr Beachtung zu schenken sei. Er bemerkt etwas ironisch, dass nicht alle Menschen mit einem Attention Deficit Disorder hyperaktiv und impulsiv sein müssen. Gleichzeitig führt er aus, dass dabei viele der vorwiegend „unaufmerksamen“ Personen aber auch impulsive und hyperaktive Anteile zeigen könnten, jedoch nicht in dem Maß wie Personen mit der Diagnose „Attention Deficit Hyperactivity Disorder“.

Warum spreche ich von „ADHS“?

Gemäß dem derzeitigen Erkenntnisstand spricht man von ADHS.

In der eigenen Arbeit wurde die amerikanische Bezeichnung sinngemäß mit dem Begriff „Aufmerksamkeitsdefizitsyndrom mit und ohne Hyperaktivität“ übersetzt, obgleich diese Bezeichnung sicher auch nicht die glücklichste ist, wie noch ausgeführt wird. Dieser Begriff erscheint aber wesentlich sinnvoller und brauchbarer in der Praxis, als vom „hyperkinetischen Syndrom“ und vom „hyperkinetischen Syndrom ohne Hyperaktivität“ zu sprechen.

Für die folgenden Ausführungen wird daher festgelegt, dass vom Aufmerksamkeitsdefizit / Hyperaktivitätsstörung (ADHS) gesprochen wird, wenn Aussagen über sowohl hyperaktive wie auch nicht hyperaktive Personen gemacht werden. Ansonsten wird spezifisch der jeweilige Typus angesprochen.

Bei den nachfolgend geschilderten Verhaltensweisen werden die Wörter „oft, häufig, meist, bisweilen“ deswegen benutzt, da kein Kind exakt dem anderen gleicht und bei keinem Kind immer alle Symptome auftreten.

Ein anstrengendes Kind – das „hyper-aktive" Kind

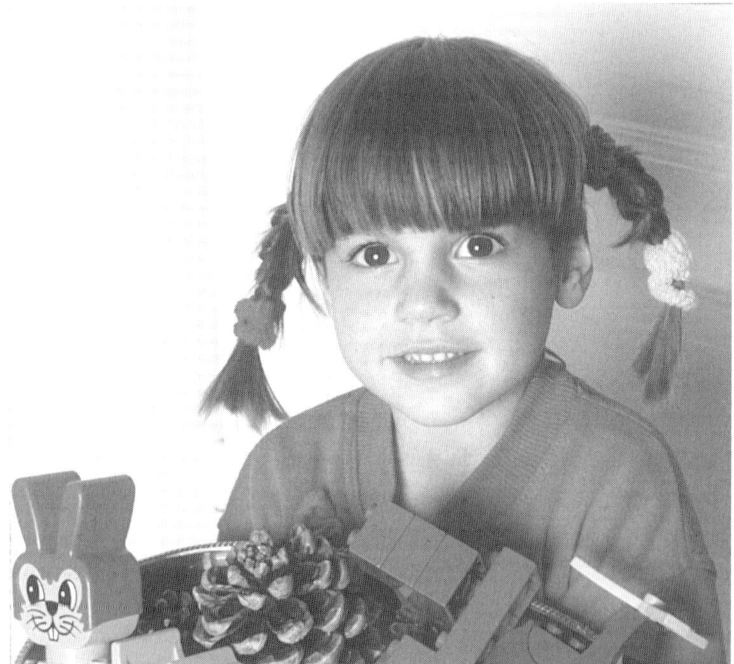

Das Leben verläuft anders, als Eltern erwarteten. Wer die Herausforderung annimmt, macht unverhoffte Erfahrungen.

In der Literatur wird geschildert, dass bei diesen Kindern häufiger als in Kontrollgruppen Schwangerschafts- und Geburtsbelastungen auffallen. Die klinische Erfahrung jedoch zeigt, dass die Schwangerschaftsverläufe eher als komplikationslos geschildert werden. Die Babys waren meist erwünscht, und die Geburten verliefen in der Regel spontan.

„Was meinen Sie, warum der Philipp heißt?"

Manche Mutter wird gebeten, die Geburtsklinik etwas früher zu verlassen, „da es dann im Säuglingszimmer ruhiger werde".

Etwa ein Drittel der Mütter berichtet, dass die Kinder ohne ersichtlichen Grund 14 Tage nach dem errechneten Termin zur Welt kamen. Einige schildern, dass das Baby bereits im Mutterleib unruhig gewesen sei. Entgegen der gängigen Annahme haben die meisten dieser Mütter in der Schwangerschaft weder geraucht noch getrunken. Nicht selten sind die Kinder bereits im Kreißsaal „blitzwach", inspizieren die Welt „mit offenen Augen", sind dann aber oft bereits schon in der frühen Säuglingszeit anstrengend. Sie schreien viel und schlafen wenig.

Das Baby möchte gern viel und intensiv beschäftigt werden. Im ersten Lebensjahr schreit es bei Unzufriedenheit viel. Als Ursache werden häufig Nabelkoliken vermutet. Es gibt aber auch Kinder, die sehr wach und trotzdem recht zufrieden sind.

In der Regel ist das Kind im Kleinkindalter dabei sonnig und fröhlich, offen zu jedem. Manche aber – im extremen Gegensatz – sind auffallend missmutig.

Einige mögen Körperkontakt nicht so recht in dem Maß, wie Eltern sich das wünschen. Viele versuchen, sich früh ganz stramm hinzustellen. Die Krabbelphase ist häufig sehr kurz oder wird „übersprungen". Freies Laufen erfolgt meist vor dem zwölften Lebensmonat, manchmal schon mit sieben oder acht Monaten.

Wenn das Kind läuft, beginnt es, früh zu rennen, auf Gegenstände enormer Höhe hinaufzuklettern und von denen auch herunterzuhüpfen. Immer ist es in Aktion, ständig mit etwas Neuem beschäftigt, an allem macht es sich zu schaffen. „Langweilige" Situationen wie „Gewickeltwerden" bereiten ihm Widerwillen, es windet sich wie ein Wurm. Nicht selten fällt ein solches Kind vom Wickeltisch – trotz aller Sorgfalt der Eltern. Verbote und Stoppsignale scheint das Kind bei großem Expansionsdrang nicht oder nur sehr wenig wahrzunehmen.

„Er spricht wie ein Großer."

Die Sprachentwicklung setzt oft sehr früh ein, mit sich rasch entwickelndem, großem Wortschatz und zum Teil verblüffend guter Tonfallimitation. Ein Teil der Kinder entwickelt Sprache jedoch deutlich verzögert, mit Ausspracheschlern und langem Beibehalten von „Kleinkindwörtern" wie „Nucknopf" statt „Druckknopf", „Saugstauber" statt „Staubsauger" und sich nicht richtig entwickelnden grammatikalischen Sprechmustern.

Es unterbricht, redet dazwischen oder fragt ständig dasselbe, bis man sich überlegt, ob die Frage eigentlich wirklich als Frage gemeint war.

Der Sprache mächtig, redet und fragt das Kind ohne Punkt und Komma, spricht öfters von etwas, was eigentlich gar nicht zur Sache gehört (dies fällt vor allen Dingen etwa ab dem vierten Lebensjahr verstärkt auf).

Tollkühn und trotzig

Ab dem zweiten Lebensjahr zeigt sich bei vielen Kindern noch deutlicher, wie aktiv sie sind. Ein Einschätzenkönnen von Gefahr bei hoher Risikobereitschaft scheint nicht möglich zu sein. Das Kind hat häufig kleine Unfälle, fällt die Treppe rauf, knallt beim Rumtollen rückwärts gegen eine Mauerecke. Nicht selten müssen Eltern immer wieder die Unfallambulanz aufsuchen und ernten skeptische Blicke, da vermutet wird, dass sie nicht richtig auf das Kind aufgepasst haben.

Das ausgesprochen experimentierfreudige Kleinkind hat Mühe stillzusitzen. Je älter es wird, desto mehr wird impulsives Aufspringen zum Problem.

Viele Kinder entwickeln früh ein „massives Trotzverhalten", das bei vielen gar nicht mehr aufzuhören scheint. Schon aus kleinsten Anlässen heraus kommt es zu Wutanfällen. Das Kind weint viel. Massiv reagiert es mit Bocken und Brüllen, wenn in einem gewohnten Ablauf etwas dazwischen kommt oder etwas ungewohnt neu ist. Nicht selten wirft sich das Kind dabei auch auf den Boden.

„Lauter Stroh im Kopf"

Das Kind scheint nur allein spielen zu können, wenn es von etwas absolut fasziniert ist oder wenn etwas neu und interessant ist.

Beim Kleinkind ist das Spielen speziell morgens ein Problem, wenn es sehr früh wach ist und den Zeitraum nützt, in dem es unbeaufsichtigt ist.

So begießt das Dreijährige den Teppichboden im Flur hingebungsvoll und ausgiebig mit Salatöl, steckt die wertvolle Armbanduhr der Mutter zusammen mit Socken in die Waschmaschinentrommel oder stopft andächtig eine komplett abgewickelte Klopapierrolle in die Toilette. Es baut aus Stühlen, Hockern und Büchern einen großen Turm und klettert darauf, um den Schlüssel zum Sekretär der Mutter zu holen, den es anschließend ausdauernd ausprobiert, bis das Schloß aufgeht.

Etwas älter, spielt das Kind nach der „Ausgießmethode". Es stülpt die Playmobil- und Legokiste einfach nur um, um sich dann einer anderen Tätigkeit zuzuwenden.

Je größer die Gruppe ist und je länger die Situation dauert, desto schwieriger wird es, das Kind zu „bändigen".

In der 1:1-Situation ist das Kind leichter zu „handhaben". Doch schon das andere Elternteil oder ein dazu kommendes Geschwisterchen kann bewirken, dass das Kind „aufgedrehter" wird. Es hat die Hände überall, wechselt ständig die Position, fragt nach, wie lange es noch dauert, probiert (nicht beachtet) alles Mögliche aus und wird hierbei dann richtig provokativ: Es beißt den Kopf vom Schokoladen-Nikolaus ab, zerkrümelt den Rest, mischt die Krümel in den Aschenbecher, um anschließend mit grauen Fingern über die weiße Tischdecke zu malen.

Folgen für die Familie

Rasch beginnen Familien mit einem solchen Kind, Familienfeste nicht oder nur abgekürzt zu besuchen. Einkaufsbummel werden zeitlich begrenzt, und es werden nur ausgewählte Läden angesteuert, in denen es nicht so schlimm ist, wenn das Kind sofort im Schaufenster oder hinten im Lagerregal „arbeitet".

Auffallend ist, dass ein solches Kind sehr schnell zu erkennen scheint, ob ihm ein Gegenüber gewachsen ist und es mag oder nicht. „Stimmen" aus seiner Sicht offensichtlich beide „Variablen", wird ein Auskommen miteinander möglich sein. „Stimmt" eine davon nicht, wird der Erwachsene dann schon sehen, was er davon hat.

Ausgesprochen früh möchte das Kind selbstständig sein und dabei nur das tun, wozu es Lust hat.

Der dreijährige Jan ging am Heiligen Abend mittags allein „spazieren". Zwei Stunden war das Kind verschwunden und reagierte völlig verblüfft, als es seine aufgelösten Eltern in Begleitung der Polizei wieder fand. Er beruhigte seine Mama, er habe doch gewusst, wie er wieder nach Hause komme.

„Kann ich nicht", „Will ich nicht", „Das ist blöd"

Bereits im Vorschulalter fällt auf, dass das Kind viel anfängt, wenig zu Ende bringt und die Begeisterung schnell aufflammt, jedoch nicht lange anhält.

Das Kind scheint schwer lenkbar und eigensinnig zu sein. Das, was es sich in den Kopf gesetzt hat, scheint es offensichtlich sofort umsetzen zu müssen, es kann nicht abwarten. Bei Nichtgelingen ist das Kind schnell frustriert und gibt auf. Äußerungen wie „Kann ich nicht", „Will ich nicht", „Das ist blöd" erfolgen häufig.

Den Eltern erscheint ihr Kind widersprüchlich, uneinschätzbar und sehr stimmungslabil. Bei „Ausrastern" aus kleinsten Anlässen führt der Versuch, das Kind mit Worten zu beschwichtigen, erst recht zum richtigen Wutanfall. Das Kind scheint sich blitzschnell in etwas hineinsteigern zu können.

In der Kindergruppe

Schon im Kindergarten scheint es andere Kinder zu kommandieren, bei ohnehin großem Mitteilungsbedürfnis. Alles, was

Immer wieder geht etwas kaputt, was das Kind in die Hand genommen hat.

seinen Unmut erregt, kommentiert es entsprechend, mit einem frühen Hang zu „fäkalsprachlichen und sexistischen Wörtern“. Sehr neugierig auf alles, interessiert es sich oft früh für Sexualität. Da es immer sofort äußert, was es weiß und denkt, führt das in der Umwelt nicht selten zu allen möglichen Vermutungen.

Früh fällt die Unfähigkeit auf, einfachste Regeln des Zusammenlebens einzuhalten.

Andere Kinder stört es beim Spielen, indem es einfach ins Geschehen platzt, ohne vorher anzufragen, ob es mitspielen kann. Es scheint sich ständig in den Vordergrund rücken zu wollen. Bisweilen – phasenweise auch häufig – scheint es auch aggressiv gegen andere Kinder zu sein. Es schubst, boxt und nimmt dem anderen etwas weg. Dieses Verhalten hält weit bis ins Schulalter hinein an. Bei Strafandrohung kommt stereotyp „Ist mir doch egal“. Auf Aufforderung, etwas zu tun, ertönt: „gleich“, aber nichts passiert.

Grob- und Feinmotorik

Carstens Mama sagt: „Ich glaube, er hat 36 Schutzengel, die fliegen Gegenschicht – 18 morgens und 18 abends.“

Grobmotorisch erscheint das Kind oft erstaunlich geschickt. Es ist bewegungsaktiv, bei Fahrzeugen stets auf Geschwindigkeit bedacht, mit der Fähigkeit, blitzschnell reagieren zu können, und hat dabei viel Glück!

Jede warnende Äußerung muss gut überlegt sein:

Jans Opa sagt: „Jan, geh nicht auf die Straße, sonst kommen die Engel und holen dich!“

Eine solche Äußerung ist gefährlich, denn Jan will seine Engel endlich mal sehen.

Das Erlernen manierlicher Tischsitten scheint mühsam.

Zum Malen und Schneiden mit der Schere scheint das Kind in der Kindergartenzeit dagegen „keine Zeit“ zu haben. Viele – auch grob motorisch Geschickte – wirken hier eher etwas tapsig. Es wird mehr skizziert als gemalt. Das Kind mag diese Tätigkeit auch nicht – und äußert dies deutlich.

Messer und Gabel werden zu weit unten angefasst, eher wie Grab- oder Schnitzwerkzeuge benutzt. Immer wieder rutscht etwas vom Teller, das Kind angelt die Wurst von der Platte, gerät mit dem Ärmel in die Butter, das Glas fällt um, der Mund ist verschmiert – problematisch bleibt dies bis weit ins Jugendlichenalter hinein.

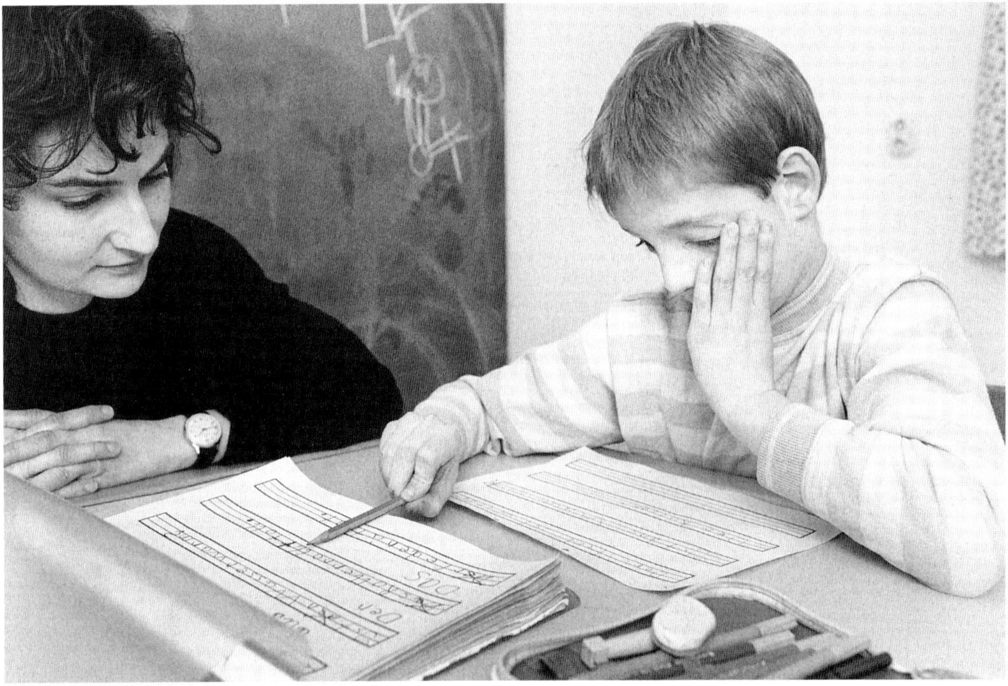

Schulreif mit sechs Jahren?

Vor Schuleintritt wird häufig überlegt, ob das Kind vielleicht vom Schulbesuch noch zurückzustellen ist, da es im Vergleich mit Gleichaltrigen noch irgendwie verspielt und jünger wirkt, als es seinem tatsächlichen Lebensalter entspricht. Irritierend ist jedoch, dass es zum Teil auffallend reife, präzise Äußerungen macht, die auf verblüffend viel Wissen und erstaunliche Treffsicherheit schließen lassen.

Spätestens im Schulalter gibt es zusätzliche Schwierigkeiten.

Das Schreibenlernen scheint für die meisten dieser Kinder sehr mühsam zu sein. Die Stifthaltung ist verkrampft und der Stiftdruck intensiv. Die Unwilligkeit bei zunehmender Anforderung in dieser Tätigkeit nimmt rasch zu. Auch das Lesenlernen bereitet vielen dieser Kinder Mühe. Das einst so aufgeweckt und aufgeschlossen wirkende Kind scheint im Umsetzungsbereich in der Schule Probleme zu bekommen. Beim Abschreiben macht es oft Fehler.

Hausaufgaben werden häufig schon früh zum Drama.

Ewig diskutiert es, warum und wieso es Hausaufgaben machen soll, bis die Mutter entnervt die Stimme hebt. Nicht selten beginnt das Kind dann zu weinen. Zu Beginn spitzt es unentwegt den Stift, fragt alles Mögliche, will wissen, ob das, was es gerade gemacht hat, auch richtig ist, springt unter Umständen immer wieder vom Tisch auf, schaut nach, ob der Hamster Wasser hat, muss aufs Klo, trinkt Milch, schaut, wer gerade vorgefahren ist, etc.

Erscheinen dem Kind Aufgaben schwierig (manchmal schon im Vorschulalter) ist ein spontan einsetzendes, sichtliches „psychisches Ermüden" zu beobachten, verbunden mit Augenreiben und Gähnen.

Wie viel Schlaf braucht ein Kind, und wann soll endlich Ruhe sein?

Phasenweise können massive Angstalpträume auftreten mit erschreckend klingenden Aufschreien.

Das Schlafverhalten ändert sich im Schulalter deutlich. Nun kann das Kind abends nur schwer einschlafen. Wenn das Thema zum Machtkampf wird, kann es abends auch mal „Theater" geben. Wenn es schläft, schläft es meist sehr tief, aber unruhig. Es spricht häufig im Schlaf und kommt morgens schwer aus dem Bett. Das Kind ist kaum wach zu kriegen.

Viele dieser Kinder nässen noch im Vorschul- und frühen Grundschulalter ein. Keine Methode hilft. Das Kind schläft so tief, dass die therapeutisch eingesetzte „Klingelmatratze" nur Eltern und Geschwister weckt. Tritt nach einiger Zeit des Sauberseins nachts Einnässen auf, ist meistens ein aus Kindersicht einschneidendes Erlebnis die Ursache (aus Erwachsenensicht oft eher eine Bagatelle). Lara zum Beispiel, fünf Jahre, beginnt wieder einzunässen, als ihre Freundin in die Vorschule darf und sie nicht.

Meist hört dieses leidige Problem von alleine wieder auf, spätestens mit etwa zwölf Jahren.

Bereits in der Grundschule ein „teures Kind"

Früh wird die Vergesslichkeit des Kindes zum ernsten Problem. Schon Zweitklässler nehmen oft alles mit in die Schule, aus Angst, etwas zu vergessen. Eltern und Lehrer verzweifeln darüber, dass das Kind selbst wichtige Dinge wie einen Termin für den Schulausflug nicht behalten kann. Turnbeutel, Mütze, Stifte verliert es immer wieder. Dauernd aktiv in Bewegung, gehen zudem viele Hosen und Schuhe kaputt.

Immer wieder sagt die Mutter, dass das Kind die Jacke an den Haken hängen soll, den Ranzen an den dafür vorgesehenen Platz stellen und die Schuhe wechseln soll, wenn es von der Schule nach Hause kommt. Notorisch entledigt sich das Kind in einer eleganten Abstreifbewegung der Jacke und des Ranzens gleichzeitig und läuft mit den Straßenschuhen zur Mutter in die Küche.

Aufträge und Erläuterungen werden nur „halb" aufgenommen

Das Kind scheint „nebenher" alles mitzubekommen.

Direkt nach dem Unterricht berichtet es kaum etwas und kann auch nur schlecht von der Spielstunde erzählen, auch wenn man geduldig und liebevoll nachfragt. Stunden, Tage später erzählt das Kind dann ganz differenziert bestimmte Episoden.

Was nicht für die Öffentlichkeit bestimmt ist und aus Familiengesprächen stammt, wird ab und an zu den unpassendsten Zeiten ausgeplaudert.

Das systematische und vollständige Erfassen einer konkreten Aufgabe ist jedoch schwierig. Eine Textaufgabe z. B. wird nur kurz angeschaut. Dann rät das Kind einfach drauflos – eben oft falsch. Korrekturen verbaler Art durch die Eltern werden heftigst abgelehnt. Das Kind scheint nur so lernen zu wollen, wie es selbst will. Immer wieder wird überlegt, ob sich das Kind überhaupt anstrengen möchte.

Meist gibt es in der zweiten, spätestens in der dritten Klasse erhebliche Rechtschreibprobleme, manchmal auch Probleme im Rechnen. Die Schrift wird immer schauderhafter und die Heftführung schlampig. Der Ranzen sieht fürchterlich aus, alle Hefte sind geknickt, die Blätter haben Eselsohren und das Spitzerdöschen ist ausgekippt.

Leistung und Lob

Seine Eigenleistung kann es offenbar nicht richtig einschätzen.

Auf die Frage, wie es in der Arbeit gegangen sei, antwortet das Schulkind (und auch der Jugendliche!) „gut“. Auf weitere Nachfrage, was denn drangekommen sei, „Aufgaben halt“. Detailliertere Fragen bleiben unbeantwortet. Befragt nach der Einschätzung des Kindes, ob es wohl gut gegangen sei, kommt in der Regel ein optimistisch klingendes „ja“, das für alle Noten zwischen 1 und 5 stehen kann.

Steht ein solches Kind das erste Mal auf Skiern und kann, ohne hinzufallen, den Hang runterfahren, behauptet es sofort, es könne Ski fahren. Sitzt es zum ersten Mal auf dem Pferd, ist es der Meinung, es kann reiten.

Mit Lob scheint es nicht umgehen zu können.

Lobt man es deutlich, „platzt es fast vor Stolz“ und meint, es hat sein Soll erfüllt. Lobt man es nicht, beschwert es sich darüber.

Die weiterführende Schule?

Bei offensichtlich mangelnder Anstrengungsbereitschaft in der schriftlichen Umsetzung, vielen „Schusseligkeitsfehlern“

und Leistungsergebnissen unter den vermuteten Kapazitäten ist oft unklar, welcher Schultyp für das Kind nach der vierten oder sechsten Klasse am besten geeignet ist. Arbeitswille und Selbstständigkeit erscheinen meist nicht ausreichend. Ab und zu entstehen heftige Diskussionen darüber, ob das Kind Legastheniker ist. Unklar ist, ob es aus Faulheit oder Unvermögen entweder viel zu knappe oder ständig vom Thema abkommende Aufsätze schreibt.

Das Zusammensein mit anderen Kindern

Im Grundschul- und oft auch im Jugendlichenalter eckt das Kind oft an und stört. Häufig werden die Eltern in die Schule zitiert, erhalten Anrufe oder Briefe mit Klagen, was das Kind wieder alles gemacht oder nicht gemacht habe, versehen mit Wertungen und vielfältigen Interpretationen.

Tobias ist anscheinend nicht in der Lage, eine Aufgabe für sich allein zu erledigen. Ständig braucht er Publikum. Er liebt die Rolle des Klassenkaspers. Ständig versucht er absichtlich, die Aufmerksamkeit der Mitschüler und Lehrer auf sich zu ziehen, z. B. gießt er, wie von einem Kollegen beobachtet, die Blumen auf der Fensterbank nicht mit der Gießkanne, sondern nimmt einen Mund voll Wasser aus dem Wasserhahn und spritzt dann das Wasser aus dem Mund auf die Blumen, was zu großem „Hallo" der anderen führt. Strafen beeindrucken ihn dabei nicht im geringsten. Er macht keinen betroffenen Eindruck und sieht sein Fehlverhalten nicht ein. (Meist tut er dann auch noch unschuldig: „Aber ich habe ja bloß …")
(Aus einem Brief eines Lehrers an die Eltern eines Elfjährigen)

Eltern anderer Kinder gewinnen bei Schilderungen solcher „tollen Streiche" den Eindruck, dass ihr Kind durch das Verhalten des „hyperaktiven“ Kindes erheblich beeinträchtigt werde, es dadurch ein schlechtes Beispiel habe und zu abgelenkt sei.

Zu Kindergeburtstagen wird es selten eingeladen.

Es befindet sich oft in einer Außenseiterrolle und wird als „angeberisch“ betitelt. Im fünften oder sechsten Schuljahr wird es wegen seiner engagierten Stellungnahme zu allem als Unrecht Erlebten häufig kurzfristig als Klassensprecher gewählt. Meist wird es nach einem halben Jahr jedoch wieder abgewählt, weil die anderen Kinder zu dem Schluss kommen, dass es wohl etwas zu direkt formuliere.

Die Pubertät

Der Jugendliche – mit entweder früh oder auch sehr spät einsetzender Pubertät – durchlebt seine ganze Pubertät exzessiv. Je nach dem bis dahin bestehenden Selbstwertgefühl neigt er dazu, sich extrem zurückzuziehen oder extrem nach außen zu gehen, mit einer deutlichen Vorliebe für alles „Exotische“, was die Welt zu bieten hat und was aus seiner Sicht der Hilfe bedarf, z. B. der Penner mit dem Hund oder der Junkie.

Entweder wird das Taschengeld sofort zügig ganz ausgegeben, oder es wird alles gespart.

Schon im Grundschulalter beginnend, klappt der Umgang mit Geld nicht.

Der die ganze Kinderzeit über schon sehr unordentliche Zustand des eigenen Zimmers wird nun chaotisch, mit Essensresten hinter und unter dem Bett und überall verstreuten Kleidungsstücken. Es besteht absoluter Unwille, sich an irgendeiner Hausarbeit zu beteiligen.

Überraschend beginnt der Zwölfjährige oft noch mal ganz intensiv mit Gegenständen zu spielen, die eigentlich in eine viel frühere Lebensphase gehören.

„Es ist wirklich schrecklich mit ihm“, so ein Vater, „entweder er baut noch mit Bauklötzen, oder er erfindet ein Gewehr.“

Zu allem und jedem bezieht er laut und ungefragt Stellung, oft mit provokativem und forderndem Verhalten und gleichzeitig hoher Verletzlichkeit.

Der Jugendliche ist noch stimmungslabiler, als dies üblicherweise bei Jugendlichen anzutreffen ist. Rasch ist er ärgerlich oder frustriert. Herausfordernden Situationen kann er nicht widerstehen. Eine massive Beeinflussbarkeit wird zum Problem – oder ein deutlich abgrenzender Skeptizismus, der von den anderen als Arroganz und Überheblichkeit empfunden wird.

Der Jugendliche wirkt in seinem Verhalten noch immer jünger und punktuell unreifer als Gleichaltrige.

Markus, 14, wächst in einer harmonischen und liberal denkenden Familie auf. Zufällig trifft er auf eine Jugendgruppe Rechtsradikaler, findet bei seinem in dieser Zeit durch massive Misserfolge in der Schule angeknacksten Selbstbewusstsein Anerkennung bezüglich seiner Aufgeschlossenheit – und rutscht in einem unglaublichen Tempo unaufhaltsam in diese Szene.

Dominik, 15, steht jeder Erwachsenenmeinung kritisch gegenüber. Gleichaltrige qualifiziert er als „kindisch" ab, wenn sie z. B. für eine Musikgruppe schwärmen oder alle zusammen zum Eislaufen gehen.

Was er tut, tut er sofort, seiner Neigung entsprechend mit geballtem Engagement. Will er etwas nicht, opponiert er extrem und kritisiert hart.

Die motorische Unruhe weicht dem „Jugendlichen-Schlaffheitsstadium". Innerlich fühlt sich der Jugendliche oft unruhig und kritzelt während des Unterrichts auf allen nur erdenklichen Materialien herum. Die Selbstorganisation schafft er immer noch nicht. Er kann nicht durchhalten. Die Schulleistungen fallen oft rapide ab. Häufig wird eine Klassenwiederholung notwendig. Nicht selten hat der Jugendliche dann kaum mehr Lust zum Lernen. Zu Hause wird fast nichts mehr getan. Kein Appell hilft.

Manchmal muss der Schultyp „nach unten“ gewechselt werden. Der Schulabschluss, der eigentlich, so die allgemeine Vermutung, der Begabung entsprechen würde, wird nicht erreicht.

Erwachsene mit ADS

Der Jugendliche und Erwachsene neigt dazu, aktionsorientiert zu sein, er liebt hoch stimulierende Situationen und Neues. Impulsiv besteht phasenweise ein extremes Bedürfnis nach Essen, Einkaufen oder Sexualität.

Der junge und oft auch der ältere Erwachsene bleibt meist hypersensibel. Er fühlt sich rasch geärgert, bezieht alles auf sich, steigert sich sofort und intensiv in eine Thematik – Freude – Verstimmung hinein.

Die Kontaktaufnahme erfolgt bei ihm nach wie vor meist spontan und offen. Mit heiterer Miene kann er dann über verblüffend schwierige Eigenerfahrungen berichten.

Ist er verliebt, „schmeißt“ er sein Herz dem anderen entgegen, erzählt sehr viel von sich, „blättert sich auf“. Sein Gegenüber möchte er ganz kennen und vollständig in Beschlag nehmen.

Schnell wird er vom anderen als fast zu anhänglich und etwas bedrängend empfunden. Er selbst kämpft häufig mit massiver Eifersucht. Bei Abgrenzungsversuchen des Gegenübers, die er „nicht versteht“, fühlt er sich zurückgestoßen und nicht selten auch ausgenutzt.

Autofahren mit ihm ist aufregend. Er fährt gern sehr „zügig“, dabei ausgesprochen reaktionsschnell, mit großem Überblick und intuitivem Gespür für das, was jetzt der „dumme“ Kleinlaster, den er laut und heftig beschimpft, gleich machen wird. Daneben informiert er fast gleichzeitig seinen Beifahrer darüber, dass dort am Waldrand Rehe stehen.

Zu Beginn der Fahrpraxis verunglückt der junge Erwachsene nachweislich häufiger als Gleichaltrige, bedingt durch seine Impulsivität – leider auch oft unter Alkoholeinfluss.

Die Hektik bleibt

Nicht selten ist der Jugendliche unorganisiert und macht mehrere Dinge gleichzeitig. Er springt mit seinen Gedanken rasch hin und her und wird sehr ungeduldig, wenn das Gegenüber das nicht so kann.

„Irgendwie“ wird ihm bewusst, dass er sich vieles nicht so anhaltend merken kann, wie er es sich merken sollte.

Lernen ohne Mühe (wie in der Werbung angepriesen) scheint nicht zu klappen. Dabei ist das Eigenanspruchsniveau oft sehr hoch. Unangenehmes schiebt er bis zum allerletzten Zeitpunkt auf und kann nur arbeiten, wenn er sich unter maximalem Druck fühlt. Bei schwierigen Tätigkeiten ist er sofort bereit, statt dessen lieber weniger Wichtiges zu erledigen, wie Rasenmähen, Aufräumen, Pulloverwaschen etc.

Im Gespräch mit anderen merkt er, dass er plötzlich etwas nicht so genau mitbekommen hat, weil er entweder in Gedanken woanders war oder einem anderen Gespräch gelauscht hat. Er kann jedoch auch durchaus mehreres gleichzeitig aufnehmen und umsetzen und versteht dann nicht die „merkwürdige Reaktion“ des Gegenübers, wenn er während einer Unterredung schreibt, in den Fernseher schaut oder in der Zeitschrift blättert.

Seine Ziele und Ideen wechseln oft immer noch rasch.

Eine junge Erwachsene: „Meine Stimmungen würde ich am besten mit Farben beschreiben. Mal bin ich orange, fröhlich und aufgeschlossen, mal hellgelb und sauer, mal grau und traurig, mal schwarz und depressiv, mal rosarot und ganz euphorisch. Das Dumme ist, dass ich in jeder Stimmung handle und entscheide. Mit den Ergebnissen bin ich aber dann in der nächsten Stimmung sofort unzufrieden.“

Partnerschaft

Bisweilen merkt bereits der junge Erwachsene, dass er mit Leuten, die er ab und zu trifft, gut, sogar phantastisch auskommen kann. In einer engen Beziehung will es aber irgendwie nicht so klappen, obwohl er sich das mit seinem großen Harmoniebedürfnis sehnlichst wünscht. Ohne dass er es beabsichtigt, fühlt er sich immer wieder durch den Partner geärgert, kann manchmal nicht richtig entspannt Nähe genießen, erlebt sich selbst als launisch und fühlt, dass er sich immer wieder selbst im Weg steht. In der Ausbildung und am Arbeitsplatz hat er bisweilen Schwierigkeiten, Kritik zu ertragen.

Je nach Lerngeschichte bleibt ein Basisgefühl des mangelnden Selbstwerts mit Existenz- und Verlustängsten, bis hin zum Gedanken an Suizid ein Thema.

Völlig anders? – Das Kind mit ADHS ohne Hyperaktivität

Diese Kinder wirken speziell im Kleinkind- und Vorschulalter besonders fröhlich, charmant und unbeschwert.

Dieser Typ liebt Körperkontakt, schmust intensiv, sitzt noch lange gern auf dem Schoß einer Bezugsperson (oft noch mit zwölf und dreizehn Jahren). Das Kind ist aber wesentlich weniger überdreht, hat dabei durchaus Spaß an der Bewegung. Es ist meist auch kontaktoffen. Gern hat es Gesellschaft, spielt mit Vorliebe Rollenspiele oder schaut Bücher zusammen mit jemandem an.

Daneben erscheint das Kind oft bereits im Vorschulalter verletzlich und irritabel. Im Fernsehen zuschauen zu müssen, wie es einem Tier schlecht geht, kann zu einer heftigen Angstreaktion führen.

Bei Kritik ist die Reaktion kein unangepasster Wutausbruch, sondern eher eine Art „beleidigtes Zuklappen“. Die Frustrationstoleranz ist niedrig, Ungeduld besteht ebenfalls. Die Begeisterung schießt schnell hoch, erlischt aber ebenso schnell auch wieder.

Es scheint auch nicht richtig zuhören zu können. Anforderungen werden vergessen oder nicht vollständig ausgeführt. Immer wieder redet es in einer unpassenden Situation plötzlich von etwas ganz anderem, fragt häufig auch immer wieder dasselbe und unterbricht Unterhaltungen.

Phasenweise schläft es deutlich weniger, meist sehr tief.

Die stillen Träumer

Spätestens im Schulalter fällt zunehmende Unkonzentriertheit auf. Das Kind scheint sich nur schlecht etwas merken zu können und erzählt unzusammenhängend.

Vom Kindergarten erzählt es nicht viel. Interesse am Malen und Schneiden besteht oft nicht. Am Geschehen im Stuhlkreis beteiligt es sich weniger, wirkt still, ein bisschen verträumt und sensibel. Bei Ansprache wirkt es bisweilen verlegen, rutscht verschämt wirkend auf dem Stuhl hin und her, „versteckt sich" hinter der Bezugsperson, lächelt und schweigt.

Es kann, wenn es abgefragt wird, nicht sofort das, was es jetzt sagen will oder weiß, abrufen, schaut einen mit großen Augen an – sagt lange nichts, beginnt unter Umständen bei Beharren sogar zu weinen oder sagt dann nach einer großen Pause irgend etwas, was nun wirklich „daneben" liegt. Spätestens hier werden Überlegungen angestellt, ob das Kind vielleicht überfordert sein könnte.

Die Schrift wird bei schnellem Schreiben immer schlechter. Das eine Kind liest relativ langsam, das andere rechnet langsam. Spontan besteht wenig Lust, noch mal genau nachzuschauen, was es gearbeitet hat. Es beklagt sich selbst irgendwann einmal, dass ihm nichts im Kopf hängenbleibt, dass es von dem, was es gerade gelernt hat, nicht die blasseste Ahnung hat (etwa ab der dritten/vierten Klasse).

Das Kind ist nicht unwillig; es möchte Anforderungen nachkommen, vergisst aber viel und wirkt schusselig. Auch dieses Kind hat immer wieder kleine Unfälle und viele blaue Flecken. Dabei ist es in der Regel vorsichtig, ab dem Grundschulalter nicht selten sogar etwas ängstlich.

Abgelenkt? Schon müde?

Oft schon im Grundschulalter wirkt das Kind angesichts seiner Misserfolge gedrückt und verstimmt.

Im Vergleich mit Altersgenossen wirkt es ebenfalls deutlich verspielter, unreifer und jünger. Die Stimmung schlägt schnell um. Immer braucht es einen Ansprechpartner.

Rasch ist es abgelenkt und träumt weg. Es ermüdet schnell, zeigt auch ein schwankendes Arbeitsverhalten. Seine Anstrengungsbereitschaft scheint bei geringsten Widerständen zu verschwinden. Aufgaben werden oft nicht fertig gemacht. Bei „uninteressanten“ Verrichtungen, wie Anziehen, Ausziehen, Zähneputzen, trödelt es manchmal fast unerträglich.

Obwohl noch recht lange Lernbereitschaft besteht, kommt es spätestens ab der dritten Klasse zu Widerständen und gleichzeitig auftauchenden, erheblichen Lernproblemen.

Auch dieses Kind kann sich nicht einschätzen. Kommt es zum Abfragen eines gelernten Stoffs, ist es der vollen Überzeugung, dass es das, was es gerade angeschaut hat, kann. Es wird widerborstig und verzweifelt, wenn sich dann herausstellt, dass es das Gelernte wirklich nur kläglich und bruchstückhaft beherrscht.

Kann es sich nicht anstrengen?

Bei Appellen, sich doch zu konzentrieren und anzustrengen, rutscht die Motivation schnell weg. Schule wird rasch zur Qual, und diese Kinder werden oft etikettiert als faul, nicht anstrengungsbereit oder dumm.

In „unbelasteten“ Zeiten (d. h. wenn keine Schule ist) erscheint das Kind lieb, problemlos, heiter, manchmal vielleicht ein bisschen oberflächlich.

Nach Auseinandersetzungen schreibt dieses Kind nicht selten kleine Zettel oder Briefchen an ein Elternteil mit ernsthaften Liebesbezeugungen und dem Versprechen, sich ab sofort ganz viel anstrengen zu wollen. Manche Eltern haben davon eine ganze Sammlung.

Immer wieder verblüfft das Kind sein Umfeld dadurch, dass es, wenn es wirklich darauf ankommt, sehr Gutes leisten kann und plötzlich und unerwartet auch sehr treffende Kommentare abgeben kann. Andererseits produziert es aber Handlungen oder äußert sich in einer Weise, dass man sich wirklich überlegen muss, ob es „mit dem großen Zeh gedacht hat".

Früh kann man feststellen, dass diese Kinder sich nur sehr schlecht entscheiden können (oft auch als Jugendliche). Sie bitten darum, dass man ihnen dabei hilft, ihnen sagt, wann sie etwas beginnen sollen.

Marina, 14 Jahre, im Restaurant: „Mami, was soll ich denn essen?"

Die Pubertät: „Ist mir doch egal!"

In der Pubertät kann es zu massiv abwehrenden und aggressiven Verhaltensweisen kommen. Das ehemals sonnige und trotz aller Schwierigkeiten heitere Kind verwandelt sich vollkommen. Früh wird alles Mögliche ausprobiert. Etwa im 15. Lebensjahr scheint man den Jugendlichen für die Dauer eines Jahres überhaupt nicht „erreichen" zu können.

Auf Strafandrohung wird ebenfalls mit „Ist doch mir egal" reagiert, auf Aufforderungen, etwas zu tun, mit einem gedehnten „Ja – gleich" oder „Muss das sein?".

Bei häufigem Misserfolg neigen diese Kinder und Jugendlichen zu exzessiven, vertuschenden Lügen, oft „naiv – kreuzdackeldoof – leicht zu durchschauen".

Die Mutter fragt die Dreizehnjährige: „Hast du deine Arbeit wiederbekommen?" – „Nein!" – „Wirklich nicht?" – „Nein!" – „Aber die Lehrerin sagte doch, am Mittwoch bekommt ihr sie." – „Sie hat es vergessen, am Freitag bekommen wir die Arbeit." 35 Minuten später findet die Mutter die Arbeit zufällig im Musikbuch der Tochter, das auf dem Bett lag und das die Mutter zur Seite räumen musste, um das Bett neu zu beziehen.

Noch später als der hyperaktive Kindertyp scheint dieses Kind „aus Einsicht“ lernen zu können. Es wird darüber nicht selten 19 bis 21 Jahre alt.

Diese Jugendlichen scheinen zum Teil in massiven passiven Widerstand zu gehen, sind regelrecht „zu“. Sie können schubweise aggressiv provokativ wirken, ohne dies im Verhalten tatsächlich zu sein, oder sitzen eher unbeteiligt, muffig da, an nichts interessiert und für nichts zu begeistern. Schule ist egal – wie alles. Dann sind sie wieder völlig unerwartet sehr aktiv.

Im außerfamiliären Kreis kann man Lobeshymnen hören, wie engagiert, freundlich, umsichtig der Jugendliche in der Freizeit eine unersetzbare Hilfe war. Denn bei Beschäftigungen seines Interesses ist er sehr wohl anstrengungsbereit, ausdauernd und hellwach, z. B. bei sozialen Aktivitäten oder beim Sport. Manchmal aber auch im Unterricht, je nachdem, wie spannend oder neu etwas gerade eingeschätzt wird. Dadurch entstehen Überlegungen, ob der Jugendliche lediglich nicht will oder tatsächlich nicht kann, was von ihm gefordert wird.

Die jungen Erwachsenen

Im Erwachsenenalter hält dieses Problem an, verbunden mit erheblichem Zögern, ob und wann etwas begonnen werden soll, selbst bei Arbeiten, die auch aus Eigeninteresse als notwendig erkannt werden. Rasch zu Erledigendes wird gerne bis zum allerletzten Moment aufgeschoben, um dann unter größtem Druck erledigt zu werden. Misserfolg ist hierbei nicht selten.

Der Erwachsene merkt, dass er im Gespräch ab und zu den Faden verliert. Wird er kritisiert, auch wenn es zu Unrecht ist, verschlägt es ihm vollständig die Sprache. Hinterher fällt ihm dann genau ein, was er zu seiner Verteidigung gerne gekontert hätte.

Wird er angegriffen, rechtfertigt er sich detailliert und lang anhaltend und fühlt sich schnell ungerecht behandelt.

Sich selbst gegenüber wird er häufig überkritisch grübelnd. Nicht selten wundert er sich darüber, wie es ihm überhaupt gelungen ist, bei seiner Vergesslichkeit einen Schulabschluss zu schaffen. Tageweise geht alles schief. Kommt etwas unerwartet auf ihn zu, befürchtet er oft Schlimmstes, nicht selten bis zur Angst, die ihn handlungsunfähig macht. Die Umgebung betrachtet dies fast als ein bisschen hysterisch.

Er hat das Gefühl, er macht viel falsch, und steigert sich rasch auch in ein solches Gefühl hinein.

Schnell ist ihm alles zu viel. Körperliche Symptome werden sensibel registriert, irgendwo tut es immer weh. Die Stimmungen schwanken extrem, ein Blick, ein etwas unwirscher Tonfall des Gegenübers, und die Welt ist grau.

Aus Kleinigkeiten heraus entstehendes Abgleiten in Stimmungstiefs wird als depressive Verstimmung wahrgenommen, mit dem Vorhaben, sich entsprechend Abhilfe zu suchen. Andererseits wird vom Einzelnen selbst gesagt, dass bei plötzlicher und unerwarteter Ablenkung auf ein ganz anderes Thema die depressive Grundstimmung verschwindet. Erkannt wird dieses Phänomen oft erst bei direktem Ansprechen durch einen Dritten, z. B. in der Therapie.

Die oft verkannten Mädchen

Alther führt 2000 aus, dass zu diesem Kindertyp häufig die Mädchen zählen. Schon 1997 hatte J. Biederman et al. auf der 9. CHADD-Konfrenz in San Antonio eine Studie über die oft fehleingeschätzten, vorwiegend unaufmerksam-impulsiven Mädchen vorgestellt, die viel häufiger seien als zuvor angenommen. Sie haben oft ernsthafte Selbstwertprobleme und entwickeln ängstlich vermeidende, depressiv irritierte Zusatzstörungen mit Krankheitswert (wie Panikattacken, phobische Zustände etc.).

Als Kompensation zu dem vielen, was immer wieder liegen bleibt oder vergessen wird, entwickelt sich bisweilen eine Tendenz, partiell „überzukorrigieren“, in Form von Pedanterie oder Pingeligkeit. Das zeigt sich manchmal zwanghaft anmutend beim Putzen, Aufräumen oder Bearbeiten eines Themas. Dabei wird nicht gemerkt, was die Umwelt davon hält und wie sie darauf reagiert, da die Tätigkeit völlig gefangen hält.

Es besteht ein Grundgefühl, unverstanden zu sein, mit der gleichzeitigen Suche nach argumentativer Unterstützung durch Drittpersonen.

Bei der beobachtbaren Reizoffenheit und Hypersensitivität besteht die Neigung, alles auf sich zu beziehen, speziell alles Negative. Es beginnt häufig ein Kreislauf des sich Rechtfertigens.

Dazu besteht eine Schwäche, sich abzugrenzen, nein zu sagen, obwohl eigentlich ein Abgrenzungswunsch besteht. Man fühlt sich leicht ausgenutzt und empfindet das Gegenüber als undankbar. Bei gelebter, exzessiver Gutmütigkeit aus diesen Gründen wird vom anderen genau dasselbe erwartet.

Das Kind, der Jugendliche und der Erwachsene fühlen sich schnell überfordert: in der Arbeit, in der Familie, im Freundeskreis.

Mischformen der beschriebenen Symptomatiken

Ebenso kann es phasenweise eher so erscheinen, als ob ein Individuum verstärkt hyperaktiv und dann wieder vorwiegend unaufmerksam-verträumt erscheint. Dieses Störungsbild etikettiert das DSM IV mit der diagnostischen Beschreibung „Aufmerksamkeitsdefizit/ Hyperaktivitätsstörung – kombinierter Typ“.

Dem aufmerksamen Leser wird nicht entgehen, dass sich in den folgenden Ausführungen Wiederholungen finden. Diese sind durchaus beabsichtigt, um die Leitsymptomatik in den verschiedenen Kontexten sichtbar zu machen. Sie prägt sich dadurch besser ein und verhilft den Kapiteln zu mehr Eigenständigkeit.

Nur Defizite und Störungen?

In meiner langjährigen Arbeit mit Kindern, Jugendlichen und Erwachsenen mit dem Aufmerksamkeitsdefizitsyndrom mit und ohne Hyperaktivität haben sich zwei sehr positive Eigenschaften gezeigt, die wirklich bei jedem dieser Kinder/Jugendlichen/Erwachsenen auffallen.

- Es besteht eine spontane und ausgeprägte Hilfsbereitschaft und Fürsorglichkeit, wenn die Hilfsbedürftigkeit eines Menschen gesehen wird.
- Es besteht ein ausgeprägter Gerechtigkeitssinn, nicht nur für sich selbst, sondern auch für andere. Leider wird ungerecht Empfundenes häufig laut moniert und führt zu situationsunangepasster Verhaltensweise.

So viele gute Seiten

Tierliebe

Viele Kinder zeigen eine ausgeprägte Tier- und Naturliebe. Mit den Tieren und der Natur richtig umzugehen muss allerdings erst gelernt werden.

Oft verblüffende Beobachtungsgabe

Diese Menschen sind interessiert und offen für alles und jedes mit auffallend guten Gedächtnisfunktionen für beiläufige Kleinigkeiten und später häufig mit der Fähigkeit, rasch den Überblick zu haben und in einer Situation blitzschnell richtig reagieren zu können. Aus Gesprächen und beim Beobachten wird alles Mögliche registriert und aufgenommen.

Sebastian, sechs Jahre: „Mama, warum hat die Verkäuferin Schmerzen beim Laufen?“ Die Mutter ist irritiert. „Wie kommst du denn da drauf?“ – „Sie hat so geguckt und hat doch einen Verband am Fuß!“

Alles wird aufgeschnappt, auch was außerhalb des Raumes passiert oder was in Gesprächen gesprochen wird, in die das Kind nicht miteinbezogen ist. Immer wieder entsteht deswegen die Annahme, das Kind „wolle“ sonst nur nicht richtig zuhören.

Ortssinn

Ein überraschend guter Orientierungssinn fällt oft schon beim kleinen Kind auf. Die Familie fährt nach Monaten wieder zur Tante. Aus dem Kindersitz tönt es plötzlich „Papa, nach dem gelben Haus musst du in den Weg reinfahren.“ Bei konkret erkennbaren Notwendigkeiten mit klarer Zielvorgabe (Einkäufe müssen nach oben geschleppt werden, die Lampe muss repariert werden, etc.) wird gerne „zupackend“ gearbeitet.

Enthusiasmus

Mitreißend ist oft die Begeisterungsfähigkeit, sich sofort engagiert in eine Situation mit ungebremster Energie einzulassen. Dabei wird dann aber oft „Zeit und Raum vergessen“, wenn etwas wirklich wichtig erscheint.

Vreni, 10, will zur Freundin gehen. Auf dem Weg dahin findet sie ein Igelkind – und das im November. Sofort kommt sie damit zurück, holt aus dem Keller eine Holzkiste und baut mit Laub, Heu und Holzwolle, die sie von der Nachbarin organisieren muss, ein Überwinterungslager. Sie ruft beim Tierarzt an und erkundigt sich ganz genau, was der Igel zum Essen braucht und was sie sonst für Vorkehrungen treffen muss.

Einfühlungsvermögen

Ursprünglich sind diese Menschen spontan empathisch und gutmütig. Bei Entschuldigung des Gegenübers erfolgt sofortiges Wieder-Einlenken, nachgetragen wird dann nichts. Man darf sie nur nicht tief und nachhaltig verletzen. Dann können sie eine Beziehung ein für alle Mal beenden.

Phantasie

Verblüffend sind oft die Kreativität und der Erfindungsgeist. Es kann aus nichts etwas gezaubert werden.

Die Intuition, die ältere Kinder und vor allen Dingen Erwachsene an den Tag legen können, ist manchmal sehr beeindruckend, erschreckt gelegentlich aber auch. Irgendwie scheinen sie „ein besonderes Näschen“ dafür zu haben, was jetzt passieren wird, und dies wird von der Umgebung nicht immer als angenehm erlebt („Woher hast du denn das schon wieder gewusst?“).

Intuition

Nachteilig ist allerdings, dass sie ein solches „Gespür“ eigentlich auch vom Gegenüber erwarten und enttäuscht sind, wenn unsensibel reagiert wird.

Beeindruckend ist oft, wie zäh sie sind. Sie scheinen nicht unterzukriegen zu sein. Sie wirken wie „Stehaufmännchen“.

Zähigkeit

„Jäger in der Gesellschaft von Farmern“

Unter diesem Stichwort beschreibt Tom Hartmann 1997 in seinem fesselnden Buch mit dem Titel „Eine andere Art, die Welt zu sehen. Das Aufmerksamkeitsdefizitsyndrom“ den Menschen mit dem ADS, dessen Wahrnehmungsstil für die Jagd unerlässlich ist.

So sieht er den „Jäger“ als notwendigerweise ständig die Umgebung beobachtend, was natürlich auch als Ablenkbarkeit interpretiert werden kann.

Der „Jäger“ ist unabhängig und eigenständig, immer nur auf sich gestellt. Dies lässt sich natürlich auch als ein Nichtbeachten der Gemeinschaftsregeln interpretieren.

Der Jäger ist flexibel, ständig einsatzbereit und risikofreudig, was natürlich auch als unorganisiert gesehen werden kann, und impulsiv, die Folgen nicht beachtend. Er ist am Ergebnis orientiert, lebt nur im Hier und Jetzt, was als Ungeduld aufgefasst werden kann.

Durch stereotyp regelmäßig Wiederkehrendes wird er gelangweilt. Er braucht neue Ideen und muss begeistert sein, was ihn auch als Träumer abqualifizieren kann. Er kommt auf den Punkt und braucht nicht viel „Schnörkel“ in der sozialen Kommunikation. Dies kann man ihm als Mangel an sozialen Umgangsformen anlasten.

ADS = nicht im Rhythmus der Gemeinschaft?

Diese Betrachtungsweise wird aus einer etwas anderen Perspektive von Edward M. Hallowell und John J. Ratey 1994 bestätigt, die das Kind/den Jugendlichen/den Erwachsenen mit dem Aufmerksamkeitsdefizitsyndrom nicht nur im Rahmen eines Störungskonzepts sehen. Die Diagnose wird als „moralische Diagnose" gesehen in einer Gesellschaft, in der Selbststeuerung, Reflektiertheit und Zuverlässigkeit notwendigerweise gefordert werden.

Mozart, Einstein, Thomas Alva Edison und der Schauspieler Dustin Hoffman: Die Kinderzeiten dieser Menschen waren auch „schwierig".

Hallowell beschreibt das Kind/den Jugendlichen/den Erwachsenen mit ADS als „nicht im Rhythmus". Soweit gute Begabungsressourcen vorhanden seien, habe dieser Mensch aber nicht selten die Fähigkeit, verblüffende Beiträge für die Gemeinschaft zu liefern. Er nennt berühmte Persönlichkeiten mit eindeutigen Persönlichkeitsvariablen eines „ADS-Typen".

Edison brauchte für einen seiner Versuche ungefähr zehntausend Anläufe, bis das Experiment gelang. Er interpretierte dies so, dass es ihm damit zehntausendmal gelungen sei, den falschen Lösungsweg zu beschreiben.

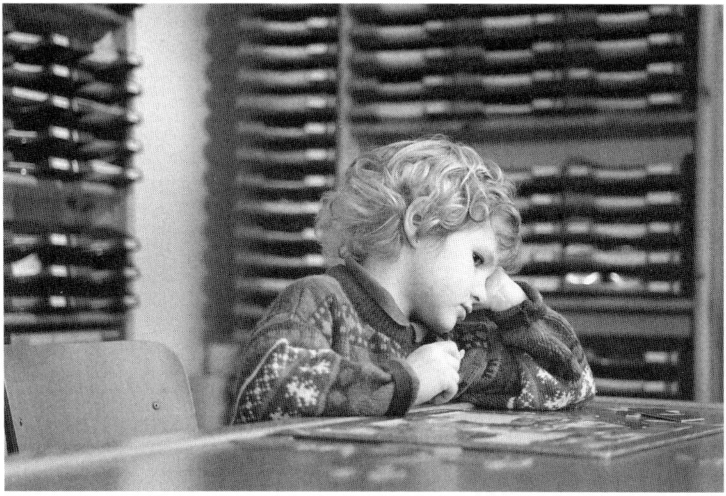

Spitzenleistungen

Phantasiereichtum, Wendigkeit, ständiges Hinterfragen, bei ungewöhnlichen Assoziationsschritten, ungewöhnlichen Ideen und bei entsprechender Motivation auch erstaunliche Beharrlichkeit sind Faktoren für außergewöhnliche Leistungen, zu denen jeder Mensch mit dem ADS in seinem Interessengebiet ab und zu in der Lage ist, je nach Begabung mehr oder weniger „sensationell".

Den positiven Anteil der Wesensmerkmale eines ADS-„Patienten" zu sehen erscheint wesentlich, wenn man mit ihm auskommen, ihm helfen, ihn verstehen und ihm eine positive Integration in die Gesellschaft der „Farmer" ermöglichen möchte. Die nicht Betroffenen fühlen sich vorwiegend gestört durch den uneinschätzbaren Menschen mit dem ADS, ziehen sich zurück, grenzen ihn aus und verurteilen ihn, weil er sich nicht so verhält, wie „man" sich verhalten sollte. Bei dem Betroffenen selbst führt dies zu dem Gefühl der Unzulänglichkeit, der Irritation, des Anders- und damit Falschseins. Dies birgt die Gefahr der Entwicklung erheblicher sekundärer Störungen.

Menschen mit ADS ausschließlich als Menschen mit Defekten zu sehen führt zu vehementen Missverständnissen.

Liebeserklärung an einen Hypie

Ein engagierter Vater und Leiter einer Elterninitiative beschrieb in seiner „Liebeserklärung", dass nach einer schweren Auseinandersetzung „der Hypie überhaupt nicht nachtragend ist, Böses vergisst und verzeiht, es sei denn, man hat ihn schwer beleidigt." Der Vater fährt fort:

„Zutraulich, ohne irgendwelche Hintergedanken und Vorurteile ist der ‚Hypie' an jedem neuen Morgen durch ein Lächeln und eine herzliche Umarmung für einen Neuanfang bereit.

Was für eine wunderbare Eigenschaft, die ich mir selbst wünschen würde.

Auch seine spontane Hilfsbereitschaft, wenn er – wie üblich – ohne einen Gedanken an die Folgen für sich und andere zu verschwenden, seinen letzten Besitz fortgibt.

Wie herzerfrischend ist seine übersprudelnde Freude, wenn ihm etwas gelingt und es anerkannt wird.

Toll seine mitreißende Begeisterung für alles Neue, seine spontan schauspielerisch gekonnten Einlagen zu allen möglichen Anlässen (leider!? auch in der Schule).

Überraschend, mit welcher Leichtigkeit und Spontaneität er zu Musik pantomimische Darstellungen vollbringt!

Er produziert ständig neue, ausgefallene Ideen und Phantasien und ist glücklich und selig, wenn man dabei mitmacht.

Er beflügelt unsere eigene Phantasie, wenn wir es nur zulassen.

Aber wie kein anderes Kind, benötigt der „Hypie“ unsere Führung, um seine Höhenflüge zu steuern und vor allem seine Bauchlandungen zu mildern.

Wirklich, ein „Hypie“ gönnt einem kaum Momente der Ruhe, er fordert rücksichtslos die letzten Kraftreserven und treibt einen fast zur Verzweiflung/Weißglut, aber – man kann nicht anders – man muss ihn einfach liebhaben“. (Uli Katz, 1995)

Diese Menschen tragen bestimmte Berufsgruppen

Es ist nicht nur Spekulation, sondern zeigt sich in der Erfahrung, dass sich „ADSler“ vermehrt unter Feuerwehrleuten, Rettungssanitätern, Polizisten, auch in akademischen Helferberufen finden. Überaus häufig sind sie außerdem in kreativen Berufen und Berufen, in denen hoch flexibles „Multitasking“ erforderlich ist, z. B. bei Außendienstmitarbeitern, Brokern, Piloten und Journalisten mit Einsatz in unterschiedlichsten Bereichen und besonderen Anforderungen hinsichtlich Präsenz, Reaktionsgeschwindigkeit und Risikobereitschaft.

Was ist das für ein Syndrom?

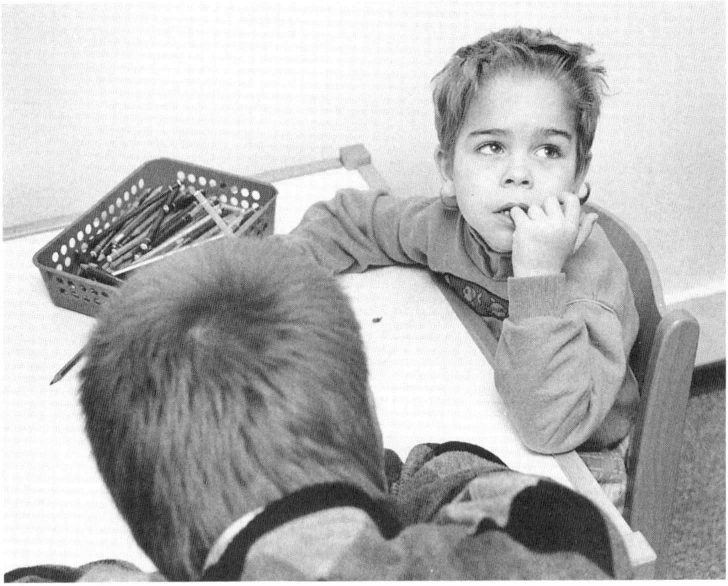

Das Erscheinungsbild ist lange bekannt, aber erst in unserer Zeit beginnt man zu verstehen, welche Faktoren es bestimmen.

Ursachen und Erkenntnisse

Nach heutiger Erkenntnis gab es schon immer Menschen mit diesem „Störungsbild". Sie wurden auch immer „behandelt": durch erzieherische Maßnahmen oder gesellschaftliche Umstände. Heinrich Hoffmann beschrieb 1845 zum ersten Mal viele Einzelsymptome des Syndroms in seinem „Struwwelpeter".

Geschichte der ADS-Forschung

Seit dem Anfang des 20. Jahrhunderts beschrieben und erforschten Wissenschaftler die Störung, ohne ihren Ursachen auf den Grund zu kommen.

Anfang des 20. Jahrhunderts nannte Dr. George Still in England solche Kinder „willensschwach mit ernstem Defekt in der moralischen Kontrolliertheit ihres Verhaltens", bei allerdings möglicherweise neurologischer Verursachung. Er fand nämlich, dass genau solche Kinder durchaus auch in guten Elternhäusern aufwachsen konnten. Er überlegte zum ersten Mal, ob möglicherweise Erbanteile eine Rolle spielen könnten, zumal er in diesen Familien bei einzelnen Mitgliedern Depressionen, Alkoholmissbrauch sowie Störungen des Sozialverhaltens fand. In der damaligen Zeit wurden diese Kinder als ungezogen, unmoralisch, emotional ausufernd, leidenschaftlich und im schlimmsten Fall sogar als idiotisch betrachtet. Sozial wurden sie heftig zurückgewiesen.

1934 benannten Kahn und Cohen die „organische Getriebenheit", die sie beim Erwachsenen erleben (nach dem Abklingen einer Encephalitis) mit „mangelhafter Impulskontrolle, übertriebener Aktivität und reduzierter Aufmerksamkeitsspanne".

Später, etwa zur Zeit des Forscherpaares Bradley (1937), das die Symptomatik des hyperaktiven Kindes beschrieb und auch mit Stimulantien-Präparaten gute therapeutische Erfolge hatte, deren Wirkungsweise aber nicht erklären konnte, wurde das Syndrom „Unruhesyndrom“ genannt. Die beeindruckenden Untersuchungen der Bradleys bewirkten, dass diese Störung nun lange ausschließlich Kindern zugeschrieben wurde.

Über viele Jahre hinweg wurde auffälliges kindliches Verhalten dennoch vorwiegend schlechter Erziehung zugeschrieben und empfohlen, strafend entgegenzuwirken.

Lauffer überlegte 1957, ob die Problematik nicht möglicherweise einer Filterschwäche im Stammhirn zuzuschreiben sei, im Sinne einer übermäßigen Reizaufnahme.

Während der 60er Jahre wurde man speziell in Amerika vorsichtiger mit der Äußerung, dass für die Symptomatik lediglich die Eltern verantwortlich gemacht werden könnten.

Vielfältige Bezeichnungen wurden benutzt für die Beschreibung und Erklärung von Verhaltenssyndromen der Kinder, die einfach so eigentümlich anders zu funktionieren schienen.

In Deutschland wurde die Diagnose der „leichten frühkindlichen Hirnschädigung“, dann des „kindlich exogenen Psychosyndroms“. In Amerika wurde der Begriff „minimale cerebrale Dysfunktion“ (MCD) geprägt, den Berger 1977 erläuterte und der auch in Deutschland beliebt wurde.

In Unkenntnis genauer Verursachungen, aber bei vielfältigen Vermutungen darüber wurden derartige verschiedene Diagnosebezeichnungen geprägt. Neben erhöhter motorischer Aktivität, gestörter Koordination, einer Störung der Aufmerksamkeit, auch hinsichtlich des Zeitempfindens, wurden Wahrnehmungsstörungen, Impulsivität, emotionale Probleme beim Lernen trotz normaler Intelligenz beschreiben.

Immer klarer wurde im Lauf der Zeit, dass diese Begriffe Sammeltopfbegriffe sind, die eine gezielte Eingrenzung der tatsächlichen Problematik eines Kindes nicht erlauben. Der Begriff „minimale cerebrale Dysfunktion“ wird mancherorts bis heute noch verwendet, obwohl Schmidt 1993 eindeutig darauf hinwies, dass dies inzwischen überholt ist.

Als in Amerika 1968 von der „hyperkinetischen Reaktion im Kindesalter“ gesprochen wurde, vermutete Paul Wender 1970 als Ursache eine verminderte Aktivierung im „Belohnungssystem“ des Gehirns. Den damaligen Forschungen zufolge gewann er den Eindruck, dass die Kinder durch eine verminderte Stoffwechselaktivität in den dafür verantwortlichen Gehirnarealen nicht in der Lage sind, durch die erzieherischen Einwirkungen in Form von Belohnung und Strafe „richtiges Verhalten“ zu erwerben.

Erst in den 70-er Jahren kamen die Amerikaner in den Beschreibungen etwas von der auffallend hyperaktiven Verhaltensweise als ausschließliches Leitsymptom ab und achteten mehr auf die daneben bestehenden Probleme der Ablenkbarkeit und Impulsivität. Bei Verdacht auf eine organische Störung wurden Stimulantien-Präparate oft mit Erfolg zur Behandlung eingesetzt. Von dieser Medikamentengruppe war bekannt, dass sie bestimmte Nervenerregerüberträgerstoffe wie Dopamin und Noradrenalin im Hirnstoffwechsel positiv beeinflussen.

Unterschiedliche Erklärungsansätze folgten in der Forschung. Es wurde angenommen, dass auf Stammhirnebene Reize insgesamt nur mangelhaft augefiltert würden, bedingt durch einen Mangel an bestimmten Nervenerregerüberträgersubstanzen (u. a. des Dopamins), mit der Auswirkung, dass wichtige und unwichtige Reize gleichermaßen das Individuum regelrecht mit Informationen überfluten.

Virginia Douglas beschrieb 1984 das Phänomen als einen zentralen Defekt der Selbstregulation dahingehend, dass hyperaktive Kinder offensichtlich zu wenig Daueraufmerksamkeit und Anstrengungsbereitschaft in anfordernde Aufgabenstellungen investieren. Sie scheinen nicht in der Lage zu sein, Impulse hemmen zu können, sie müssen sofort auf das reagieren, was ihnen gerade in den Sinn kommt. Daneben können sie Wachheit (Arousal) und Aktivierung situativen Anforderungen nicht anpassen.

Neue Ansätze

1986 beschrieb Chelune die „Frontalhirn-Hypothese". Sie besagt, dass Hyperaktivität und Impulsivität primär ein Ausdruck mangelhafter Steuerungsfähigkeit sind, davon ausgehend, dass viele Symptome denen einer Frontalhirnverletzung ähnlich sind. Lou et al. wiesen 1984 in Dänemark nach, dass solche Kinder im Frontalhirn eine mangelhafte Blutversorgung zeigen.

Funktioniert das Frontalhirn nicht, kann das Gehirn „spontane" Antworten auf empfangene Reize nicht stoppen.

Das Frontalhirn stellt ein hoch kompliziertes Steuerungsorgan für die Aufmerksamkeit und für die komplexe Informationsverarbeitung dar. Mit seiner Hilfe ist das Gehirn in der Lage, Reize, die in das Gehirn einströmen, auswählen zu können, und zwar bereits unter Einbeziehung des Gefühls. Hier erfolgt die Planung der Handlungsabfolge, die Impulssteuerung, die Zeiteinschätzung, aber auch komplexe, flexible Abwägeüberlegungen vor einer Handlung mit Zugriff auf Erinnerungsinhalte. Funktioniert das nicht, kann das Gehirn „spontane" Antworten auf empfangene Reize nicht stoppen. Verhalten kann nur schlecht geplant werden; fortfolgendes und kontinuierliches Arbeiten ist dann schwierig, und Konsequenzen einer Handlung können nur schlecht vorweggenommen werden.

In Erwägung gezogen wurde, ob möglicherweise speziell der Frontalhirnbereich aus tiefer gelegenen Stammhirngebieten zu wenig Information bekomme und das Gehirn daher automatisch nach neuen Reizen suche; d. h. es wurde angenommen – jedoch nicht erwiesen –, dass viele aufgenommene Reize nicht eindrücklich genug sind, um das Gehirn zu einer angemessenen Aktivität anzuregen. Zentall fand 1987, dass attraktive Reize für diese Menschen das Lernen erleichtern.

In der Umgebung eines lernenden Kindes sollte daher möglichst viel Reizangebot sein.

Das Syndrom wurde nun mittlerweile „Attention Deficit Disorder“ (ADD) genannt. Die Forscher sahen das Hauptproblem in der mangelnden Hemmungsfunktion des Frontalhirns. Die Person könne nicht aufhören, Botschaften und Reize zu empfangen, und fühle sich getrieben von einer Sache zur anderen. Es bestehe nicht eine Unfähigkeit, sich zu konzentrieren, sondern eine Fähigkeit, sich auf alles konzentrieren zu können, im Zusammenhang mit einem offensichtlich dysfunktionierenden Neurotransmittersystem. Dieses Denkmodell erlöste die Betroffenen erstmals von der ausschließlichen Defektorientiertheit, vom Etikett, faul und unfähig zu sein.

Erstmals eine Erklärung, warum von Reiz zu Reiz „gekreiselt“ wird und warum die Menschen trödeln.

1990 griff Barkley die Hypothese der „mangelnden Motiviertheit“ auf hirnorganischem Hintergrund wieder auf. Bei gefühlsmäßig positiv besetzter und hochattraktiver Bereizung kommt vom Stammhirn offensichtlich so viel „Power“, dass Aufmerksamkeit mobilisiert werden kann, z. B. wenn am Computer sofort die Antwort erscheint oder ein Kind unmittelbar nach einer Tätigkeit belohnt wird.

Stoffwechsel und Hirnfunktion

Bahnbrechend wies Alan Zametkin 1990 mit einem Bild gebenden Verfahren an Erwachsenen mit ADD nach, dass speziell im Frontalhirnbereich des Großhirns und im prämotorischen Bereich zu wenig Stoffwechselaktivität von Glukose besteht, eines für die Hirnfunktion wichtigen Zuckers. Das heißt, hier gibt es wirklich ein Funktionsdefizit. Die untersuchten Erwachsenen hatten selbst ein hyperaktives Kind und eine eigene, entsprechende Vorgeschichte.

Lou hatte 1984 bei seinen Durchblutungsuntersuchungen am Gehirn gefunden, dass die rechte Gehirnhälfte etwas weniger, hintere Hirngebiete dafür sehr gut durchblutet sind.

Martha Denckla sprach 1995 von Schwierigkeiten des ADS-Betroffenen, sich etwas innerlich vorstellen zu können. Die Auswirkung der eingeschränkten Funktion der rechten Hirnhälfte besteht darin, dass viele Details nicht ganz so aufgenommen werden können, wie sie müssten, um ein Gesamtbild aufbauen zu können.

Deshalb wird immer wieder etwas „übersehen", z. B. der Schlüssel auf dem Tischchen neben der Haustüre.

Arbeiten die beiden Gehirnhälften zusammen?

Diskutiert wurden auch anhand von einzelnen Studien neuroanatomische Hintergründe für eine mangelhafte Funktion des Balkens, der Verbindung zwischen beiden Hirnhälften, im Vergleich zu Nichtbetroffenen. Dies ist vielleicht der Grund, warum vom Betroffenen immer wieder subjektiv berichtet wird, dass er etwas sehr wohl weiß und sich vorstellen kann (in der rechten Hirnhälfte), es aber „irgendwie" nicht in Worte fassen kann (das Sprachzentrum befindet sich meist in der linken Gehirnhälfte).

Patricia Quinn berichtete 1995 zusammenfassend von einem „Integrationsmodell der neurochemischen und neuroanatomischen Forschungen". Die Aufmerksamkeitsdefizit-/Hyperaktivitätsstörung könne als eine Dysregulation von Neurotransmittern auf Stammhirnebene gesehen werden, die die Verarbeitung interner und externer Reize beeinflusst. Diese Neurotransmitter, speziell Dopamin und Noradrenalin, scheinen Auswirkungen auf die Produktion und den Verbrauch sowie die Regulation anderer Neurotransmittersysteme im Gehirn zu haben, ebenso auf die Funktion und Reifung einiger Hirnstrukturen. Dadurch werde offensichtlich die normale Funktionsweise des Frontalhirns insofern beeinträchtigt, dass Impulse von der Stammhirnregion (Stimmung, Wachheit, Wahrnehmungsimpulse) nicht ausreichend kontrolliert werden können.

Die normale Funktionsweise des Frontalhirns ist beeinträchtigt.

Neben Ablenkbarkeit und mangelhafter Daueraufmerksamkeitsspanne ist die gefühlsmäßige Labilität und die Hyper-

Obwohl noch nicht endgültig bewiesen, haben diese Hypothesen heute den höchsten Wahrscheinlich keitsgrad.

sensitivität der Unmöglichkeit zuzuschreiben, Impulse aus dem limbischen System im Stammhirn (das hierfür verantwortlich ist) steuernd zu beeinflussen.

Das gültige Erklärungsmodell

Im Gehirn ist eigentlich „zu viel los".

1995 geht Russel Barkley, der führende Fachmann für AD/HD in den USA, in einem neuen modellhaften Erklärungsansatz auf dem Hintergrund der neurochemischen Problematik (u. a. auch einer Reizfilterschwäche) davon aus, dass die Kinder mit der „Attention Deficit Hyperactivity Disorder" ein Defizit der zentralen Hemmung haben, mit schwer wiegenden Auswirkungen auf die Fähigkeit, sich selbst zu steuern und zu regulieren.

Die Aufmerksamkeit an sich ist da, eigentlich eher für viel zu viele äußere und innerliche Reize (z. B. Assoziationen). Die Informationsverarbeitung an sich ist ungestört. Schwierig für die Kinder ist nur herauszufinden, welcher Reiz wann wichtig ist. Das Kind kann also nur schwer bestimmen, welchen Reiz es in welcher Situation aussuchen und im Blickpunkt der Aufmerksamkeit „festhalten" soll, bis es an der Zeit ist, aus der Notwendigkeit der Situation heraus diesen Reiz wieder „loszulassen" und sich dem nächstwichtigen Reiz zuzuwenden.

Marius, 6 Jahre, liest. „Mutti sagt: saus Lulu, saus los." Die Mutter korrigiert: „Schau hin, da steht doch raus Lulu." Marius liest wieder „saus Lulu." Es will nicht in seinen Kopf, dass es „raus Lulu" heißt. Das „r" ist „nicht so seine Sache," und unter „saus" kann er sich sehr wohl etwas vorstellen. Er kriegt seine aufnehmende Aufmerksamkeit nicht auf diese Buchstabenverbindung „r-aus" gezogen, sondern hüpft sofort zu der ihm bekannten Buchstabenverbindung „s-aus".

Rouladennadeln werden in der Küche gebraucht. Ganz bestimmt sind sie in der Küchenschublade für „dies und das", man hat sie selbst dort vor einigen Wochen hineingelegt. Fieberhaft wird nun gesucht, man findet sie erst überhaupt nicht, da sie einem trotz eifrigen Umwühlens einfach nicht „ins Auge fallen".

Barkley sieht in der mangelnden Steuerungsfähigkeit und Unruhe das zentrale Problem für die Ausweitung des Arbeitsgedächtnisses, die Verinnerlichung von Sprache, die Steuerung des Affekts und die motorische Kontrolle zum Bewegungsablauf. Beeinträchtigt ist dadurch auch die Neuzusammensetzung von Denkabläufen nach vorab analysierenden Denkprozessen.

Der Wahrnehmungsstil ist unsystematisch.

Ein gezieltes und folgerichtiges Erfassen einer Aufgabe wird in dem Moment schwierig, wenn die Komplexität zunimmt. In obigem Beispiel sind es die vielen Dinge in der Schublade.

Was ist wichtig, und wann?

Situationsangepasstes Verhalten muss lange immer wieder aufs Neue nach „Versuch und Irrtum" gelernt werden, langsam und in kleinen Schritten.

Dies bewirkt, dass die Kinder vielschichtige und/oder unübersichtliche Aufgabenstellungen und Abläufe nur schlecht im Arbeitsgedächtnis halten können, ausschließlich im Hier und Jetzt leben und aus der Verhaltenserfahrung von gestern für das Heute und die Zukunft wenig lernen können. Dies gilt aber nicht für „Spannendes und Interessantes" – dann scheint alles besser zu funktionieren.

Die durch die Steuerungsschwäche eingeschränkte Wahrnehmung von Zeitabläufen sowie des eigenen Verhaltens bewirkt, dass die Kinder nur umgebungs- und zusammenhangsabhängig aufmerksam sein können. Funktionell bedeutet das, dass es schwierig ist vorauszuplanen, weil Erfahrungen nur schlecht behalten werden können. Damit ist es zudem schwierig, spontane Gefühle von objektiv Wahrgenommenem zu unterscheiden, die Gefühle auf ein zielgerichtetes Verhalten hin zu regulieren, vor allen Dingen auch die Motivation im Sinn eines Durchhaltevermögens auf ein Langzeitziel hin zu mobilisieren.

Bastian, 9 Jahre, heult: „Scheiß-Mathe." Er „will" die Aufgabe nicht anschauen, obwohl es gestern nach demselben Theater so gut klappte!

Ein „Verhaltensumsetzungsproblem", kein grundsätzliches Fertigkeitenproblem

Die Kinder wollen sich sehr wohl „gut" verhalten und für sich verantwortlich sein, aber sie können leider nicht so wollen, wie sie wollen sollen.

Je umfangreicher die Anforderungen werden, desto größer sind die Auswirkungen dieser Störung. Die Kinder wissen sehr wohl, wie sie handeln sollen – nur eben nicht, wann.

Für den klinischen Alltag besticht diese Hypothese, zumal speziell auch in der Untersuchung immer wieder festzustellen ist, dass die Kinder/Jugendlichen und Erwachsenen durchaus oft sehr genau wissen, wie etwas ablaufen sollte, die Umsetzung jedoch nur mangelhaft gelingt.

Dieser Wahrnehmungsstil, dieses Verhaltensproblem ist schwierig in einer Welt, in der die Auffassung gilt, dass man möglichst früh für sich selbst verantwortlich sein sollte und entsprechend handeln muss.

Neurobiologische Ursachen und Stoffwechselfaktoren

Die Eltern haben keine Schuld.

Nach dem gegenwärtigen Forschungsstand besteht zweifelsfrei eine neurobiologische Verursachung des Syndroms (Steinhausen 1995) der, so Barkley 1997, mangelhaften „automatischen" Verhaltenskontrolle und Selbststeuerung in Form einer Entwicklungsverzögerung von 30 % gegenüber Altersgleichen.

Einer „erzieherisch-bedingten" Auslösung wird deutlichste Absage erteilt bei der primären Unfähigkeit, sich selbst beständig ausreichend motivieren und situationsangepasst darstellen zu können.

Allerdings kommen häufig schon früh ungünstige Umfeldvariablen dazu, die die Störung erheblich komplizieren können.

Die Hyperaktivität betreffend wird gegenwärtig diskutiert, ob möglicherweise ein bestimmtes Gehirn-Enzym, die Monoaminooxidase A, bei diesen Kindern zu lange in einer zu hohen Konzentration im Hirnstoffwechsel produziert wird und sich erst in der Pubertät abbaut, eine auch in Deutschland gegenwärtig vertretene Hypothese (Trott 1993, Krause 1995).

Symptom Aufmerksamkeitsstörung

Der Amerikaner Thomas Brown setzte sich 1995 beim aktuellen Erkenntnisstand nachdrücklich dafür ein, dass dieses Syndrom auch ohne Hyperaktivität bestehen kann. Kennzeichen der Unaufmerksamkeit sind:

- Die Kinder, Jugendlichen und Erwachsenen sind häufig unaufmerksam beim Registrieren von Kleinigkeiten oder machen Schusseligkeitsfehler bei den Hausaufgaben, in der Arbeit und bei anderen Aktivitäten.
- Sie haben oft Schwierigkeiten, die Aufmerksamkeit bei Aufgaben oder Spielen lange genug aufrechtzuerhalten (Abdriften, Abgelenktwerden durch eigene Gedanken, nichts bleibt im Kopf).
- Sie hören scheinbar nicht, auch wenn man etwas direkt zu ihnen sagt.
- Sie können oft Erklärungen, Instruktionen, nicht vollständig verfolgen und beenden daher Hausaufgaben oder andere Arbeiten nicht. Aber eben nicht aufgrund oppositionellen Verhaltens, sondern weil die Instruktion nicht verstanden wurde.
- Sie haben oft Schwierigkeiten, Aufgaben und Aktivitäten zu organisieren.

- Oft vermeiden sie Aufgaben oder lehnen sie ab, die anhaltend geistige Anstrengung erfordern, wie Hausaufgaben oder das Anfertigen von Arbeiten in der Schule.
- Sie verlieren häufig Gegenstände, die notwendig sind für Aufgaben oder Aktivitäten (wie Spielsachen, Schulmaterial, Stifte, Bücher oder Werkzeuge).
- Sie sind oft leicht abgelenkt durch äußere Reize.
- Sie sind häufig vergesslich bei alltäglichen Aktivitäten.

Faktor Impusivität

Anteile der Impulsivität und Hyperaktivität können Personen dieses Typs auch haben, nur nicht in dem Ausmaß, dass die Diagnosekategorie „impulsiv hyperaktiv" gewählt werden kann. Dagegen hat umgekehrt der impulsiv hyperaktive Typ beobachtbar Anteile der Unaufmerksamkeit (wie dies auch in den diagnostischen Kriterien gefordert wird).

Gesicherte Erkenntnisse bestehen inzwischen darüber, dass auch bei Erwachsenen noch in etwa 60 % der Fälle Symptome zu beobachten sind, die für eine „normale" Lebensführung nachteilig sein können.

Genetische Faktoren

Als Erklärung für die Entstehung wird immer mehr akzeptiert, dass diese Störung als neurobiologische Störung einen genetischen Hintergrund hat. Zwillingsstudien aus den letzten Jahren machen dies vermutbar, genauso wie die Untersuchung von der Forschergruppe um Josef Biederman aus den Jahren 1991 und 1992. Die Gruppe entdeckte 1995, dass Kinder von Eltern mit hyperkinetischen Störungen zu 57 % ebenfalls mit dieser Problematik zu kämpfen haben. Molekulargenetische Ansätze überprüfen die Bedeutung von Genen, die entscheidend sind für die Regulation von Dopamin im Zusammenhang mit dem Effekt der medikamentösen Therapie (1998). Nach meiner eigenen klinischen Erfahrung scheint der höhere Prozentsatz der betroffenen Familienmitglieder zu stimmen.

Eltern fragen oft, ob man eigentlich von ihrem Kind redet oder eventuell von ihnen selbst.

Zusätzlich bestehen zur Verursachung gegenwärtig Überlegungen, ob nicht auch unter Umständen Belastungsfaktoren vor der Geburt, speziell durch Gifte wie z. B. Nikotin oder eine starke Bleibelastung, bedeutsam sein könnten.

Funktionelles Verstehen der Symptomatik und der Lerngeschichte

Auffallend ist auch nach eigener klinischer Beobachtung, dass diese Menschen entweder hochmotiviert sind und dann recht gut gesteuert reagieren können – oder eben gar nicht.

Mittlere Aktivierungsniveaus oder „mittelmäßige Motivationslagen" scheinen nicht zu existieren.

Leistungsbereitschaft
Ist ein Sachverhalt interessant, neu oder herausfordernd oder eine Person sympathisch, funktioniert der Betroffene gut. Ist das nicht der Fall, gelingt Leistung schlecht (in welchem Bereich auch immer), auch wenn die größte Anstrengung erfolgt, „vernünftig sein zu wollen". Auch der Erwachsene kämpft noch mit diesem Phänomen.

Durch etwas angesprochen, setzt Begeisterung sofort in Form von positiven Gefühlen ein. Das Frontalhirn bekommt viel Information aus den Stammhirnbereichen und kann entsprechend arbeiten. Aktiv und aufmerksam werden Botschaften aufgenommen, Zielstrebigkeit und Konzentration sind kein Problem. Martha Denckla kritisierte 1995 zu Recht, dass die meisten Untersuchungen zur Aufmerksamkeit bei AD/HD-Patienten nur an uninteressantem Material vorgenommen wurden.

Interessiert z. B. ein Thema, fällt es bei entsprechendem Vorwissen nicht schwer, Inhalte zuzuordnen. Lesen oder Zuhören gelingt leicht, speziell, wenn auch noch gefühlsmäßiges Engagement dabei ist.

Immer wieder „rutscht" der Blick weg, fällt mal hierhin, mal dahin.

Soll aber ein Jugendlicher/Erwachsener einen schwierigen oder langweiligen Text lesen, auch wenn er weiß, dass dies wichtig und unabdingbar nötig ist, merkt er, dass er es nicht auf Anhieb schafft, diesen Zeile für Zeile zu verfolgen und dabei gleichzeitig zu erfassen. Er muss sich dann regelrecht zwingen, den Abschnitt nochmal genau zu lesen – und das dauert.

Ähnlich geht es dem Kind z. B. in der Schule. Auf seiner Entwicklungsebene kann es sich nur noch nicht selbst so zwingen, da es die Notwendigkeit noch nicht so einsehen kann. Es arbeitet aber für Ziele, die ihm subjektiv wichtig sind, wie einen netten Lehrer oder eine unmittelbar zu erwartende Belohnung.

Arbeitshaltung und Grundstimmung

Das Gefühl schwankt, kann sich von Situation zu Situation ändern, und zwar auf dem Hintergrund der durch die jeweilige eigene Erfahrung entstandenen Grundstimmung und auch ohne Anlass phasenweise nicht in Form einer konkreten und bewussten Erinnerung an Einzelergebnisse. Die Umsetzung wird dadurch schwierig.

Ein Referat mit einem eigentlich faszinierenden Thema soll in einem bestimmten Zeitraum geschrieben werden. Wie viel an Lesestoff dafür vorher bewältigt werden muss, ist von vornherein nicht ganz klar gewesen. Mit anderem vorab beschäftigt, entsteht Zeitdruck. Beim Erarbeiten wechseln die Stimmungen in rascher Folge von Hilflosigkeit bis Euphorie, je nachdem, an welchem Punkt der Bearbeitung man gerade steckt. Gab es bis jetzt in der Eigenerfahrung mehrere Fehlschläge, kann diese Sache sehr quälend sein. Gab es bis dahin wenig Probleme, herrscht der Grundoptimismus „Irgendwie schaffe ich das schon".

Konkret bedeutet das, dass diese Kinder/Jugendlichen/Erwachsenen normalerweise mit einem „oberflächlich abtastend hüpfenden Wahrnehmungsstil" zu kämpfen haben, bei gleichzeitig zu kurzer Daueraufmerksamkeitsspanne.

Fällt ein Begreifen schwer, ist der aufzunehmende Inhalt neutral oder gefühlsmäßig sogar negativ gefärbt, gleitet die Aufmerksamkeit weg. Wahrnehmung und Umsetzung bleiben oberflächlich und desorganisiert. Wagner konnte 1984 an visuellen Abgleichaufgaben eindrücklich zeigen, wie oberflächlich und unsystematisch ein Kind mit dem ADS „hinschaut". Nur drei von sechs notwendig zu beachtenden Symbolen z. B. werden kurz mit dem Blick gestreift.

Langzeitgedächtnis und tägliche Anforderung

Kinder/Jugendliche/Erwachsene mit ADS können „einfach so nebenher" viel registrieren und lernen.

Neben dem Hintergrundwissen aus der Forschung heute, das sicher noch nicht vollständig ist, zeigt der tägliche Umgang mit dem Kind/Jugendlichen/Erwachsenen, dass oft ein großes Wissen mit verblüffend vielen Erinnerungsinhalten im Langzeitgedächtnis, bei nicht selten noch zusätzlich guter Begabung besteht. Die erworbenen Inhalte scheinen offensichtlich für die Person interessant und gefühlsmäßig positiv besetzt gewesen zu sein.

Grundsätzlich sind diese Kinder aufnahmebereit und aufnahmefähig für fast alles und erscheinen kontakt- und reizoffen. In der konkreten alltäglichen Anforderungssituation jedoch, wenn die exakte Differenzierung von Reizen und deren systematische Bearbeitung gefordert ist, verläuft der Aufnahmeprozess zusammen mit der Umsetzung nicht gleichmäßig abgestimmt aufeinander, sondern punktuell und „hüpfend". Das Gehirn balanciert erkennbar Input und Output nicht richtig und automatisch aus.

Der Lehrer ist für sie so wichtig wie die Fliege an der Wand.

Alle Wahrnehmungen scheinen nun gleich wichtig zu sein. Dieser Wahrnehmungsstil sollte bei diesem Hintergrund möglicherweise sinnvoller „Aufmerksamkeitsinkonsistenz" oder „Aufmerksamkeitsvariabilität" genannt werden.

Handlungsvorbereitung

Martha Denckla (1995) sieht das zentrale Problem beim Aufmerksamkeitsdefizitsyndrom mit und ohne Hyperaktivität in der mangelhaften Fähigkeit der Handlungsvorbereitung. Die Steuerung über das Frontalhirn klappt nicht so recht beim ADS.

Eine Grundgestimmtheit entwickelt sich unbewusst auf den vielen Vorerfahrungen, die dieser Mensch gemacht hat.

Egal, ob motorische Aktionen, Zuhören, Zusehen, Sprechen, Kontaktaufnahme oder Einschätzung von Zeit und Raum gefragt sind, die Person mit dem ADS hat Schwierigkeiten, sich selbst richtig zu „überwachen", erst einmal innerlich kurz „abzustoppen" und ganz kurz zu überlegen.

Offen für alles – im Hier und Jetzt –, fällt jegliche Wahrnehmung auf den Boden der jeweiligen Gestimmtheit und kann sofort eine andere Stimmung auslösen.

Marius, 6 Jahre, ist es langweilig. Immer muss er allein spielen. Der Papa macht etwas, was er nicht mag, die Mama arbeitet, und die Schwester ist fort. Er findet nichts Attraktives zum Spielen. Vorschläge, die ihm gemacht werden, wie Legobauen, Kassettehören, interessieren ihn nicht. Er scheint darüber nicht einmal nachzudenken.

In einer kleinen Arbeitspause geht die Mama auf den Balkon. Marius läuft ihr nach. Er hört sie draußen mit dem Papa reden. Da könnte ihm ja etwas entgehen! Vom Balkon aus sieht er den Ball im Garten. Plötzlich hat er die Idee, er könnte damit spielen, ist sofort „blitzwach" und flitzt freudig gestimmt in den Garten.

Die Impulsivität schafft Probleme

Manchmal scheint es so, als ob das Kind oder der Jugendliche ohne sichtlich dazwischen geschaltetes Denken etwas tut oder sagt.

Sofort muss alles umgesetzt werden, gedanklich oder handelnd.

Eine Fünfzehnjährige äußert sich in einer Runde von drei anderen Mädchen, die sich über Denkspiele unterhalten, folgendermaßen: „Ich spiele auch gern, am liebsten Tischtennis." Die anderen lachen irritiert und denken bei sich „Wie kann man so blöd sein?" Dabei hatte die Jugendliche nur gerade anhand des Wortreizes „Spielen" impulsiv ihr Hobby mit ins Gespräch gebracht.

Reizoffen, nur im Augenblick lebend, aufgeschlossen für alles und jeden, jagt eine Wahrnehmung die andere, aber auch ein Gedanke den nächsten. Impulsivität beherrscht auch das Denken.

Ein Kind mit dem ADS ohne Hyperaktivität, 7 Jahre, hört im Unterricht das Wort „Schmetterling". In seiner Gedankenwelt träumt es dabei sofort weg zu seinem noch immer geliebten Buch von der „Kleinen Raupe Nimmersatt", in der es vor der Verwandlung der Raupe in den Schmetterling heißt: „Und über Nacht ...", bei dem Wort Nacht denkt es plötzlich an seine Puppe im Puppenbett.

Ein anderes hyperaktives Kind soll eine Frage über eine Hasengeschichte beantworten. Draußen ertönt das Martinshorn. Völlig unvermittelt sagt das Kind laut und deutlich: „Gell, das Feuerwehrauto hat eine rote Farbe."

Je nach Begabung und Motivation wird das Aufgenommene mehr oder weniger beachtet und dann impulsiv oder gezielt umgesetzt.

Die maximale Widersprüchlichkeit:

Alles oder nichts wird aufgenommen. Ist der Stellenwert einer Wahrnehmung für die Person hoch, reagiert sie sehr sensibel, viel sensibler als eine „normgesteuerte" Person. Ist sie nicht interessiert, kann sie allerdings auch sehr unsensibel und rüde reagieren. Entsprechend kann der Mensch sehr zuverlässig oder unzuverlässig, konzentriert oder zerstreut, annehmend oder krass abweisend, optimistisch oder pessimistisch, flexibel oder sehr starr erscheinen.

Die Gedanken springen

Die Person mit dem ADS setzt voraus, dass der Gesprächspartner den Gedankensprüngen in jeder Hinsicht folgen kann.

Die Person mit dem ADS gerät beim Denken von einer Assoziation in die andere, wobei jede der Assoziationen ganz konkrete Erinnerungsinhalte wachruft. Im Gespräch wird unbewusst vorausgesetzt, dass das Gegenüber Kenntnis über die gleichen Erinnerungsinhalte hat, wenn die Person mit dem ADS auf einen Sachverhalt zu sprechen kommt. Alles und jedes registrierend, beachtet die Person mit dem ADS punktuell aber nur das für sie persönlich Wichtigste und Bedeutendste. Der Rest wird „übersehen". Die Lücken werden mit Erfahrungswerten und Wissen gefüllt, oft auch interpretierend oder ratend. Sich wenig selbst überwachend, erscheint die Person daher nicht selten verspielt oder kreativ („Wie kommst du denn jetzt darauf?").

Unbewusste Erfindungen

Bei gefühlsmäßiger Überbewertung kann eine Kleinigkeit dazugedichtet werden. Kinder können dann steif und fest behaupten, dass sich der Ablauf z. B. tatsächlich so zugetragen hat. Dies kann in der Euphorie aufbauschend erfolgen oder aber sehr ernst,

Achim, 9 Jahre, kommt begeistert nach Hause. Er war der Allerschnellste im Schwimmen und freut sich, wie gut er schwimmen kann. Im Gespräch mit der Lehrerin stellt sich etwas später heraus, dass er in der Vierergruppe der Schwimmstaffel der

Schnellste war, diese Vierergruppe jedoch beim Wettkampf den vierten Platz belegte.

Sebastian, 10 Jahre, plant mit den Eltern einen Ausflug. Mit den Fahrrädern wollen sie am Sonntag eine richtig schöne Tour machen. Nebenbei bemerkt der Vater, dass man bei schönem Wetter ja dann auch im Waldcafé draußen eine Kleinigkeit essen könne. Es bewölkt sich aber und kühlt ab. Die Eltern meinen, dass es besser ist, lieber ins nächste Dorf zu fahren. Sebastian beklagt sich bitter: „Aber du hast doch gesagt, dass wir hier was essen!"

Sebastian mag das Waldcafé sehr gern, die Äußerung „bei schönem Wetter" hat er überhört. „Eine Kleinigkeit essen" bedeutet für ihn, Pommes frites mit extra viel Ketchup, was sich in seinem Köpfchen bei dieser in Aussicht gestellten Pause festgesetzt hatte.

Verharren in der eidetischen Phase

Leider wird den Kindern häufig unterstellt, dass sie sich „in ein besonderes Licht rücken" oder „ihr Umfeld manipulieren" wollen. Sie haben aber doch nur punktuell Wahrgenommenes und angehängte eigene Gedankeninhalte impulsiv und eben nicht in sorgfältiger Überprüfung der Realität geäußert, damit jünger und kindlicher wirkend. Auch der Jugendliche und der Erwachsene kennt dieses Phänomen, das in der Entwicklungszeit bei Kindern zwischen fünf und sieben Jahren als eidetische Phase beschrieben wird.

Ein Mensch mit dem ADS bleibt oft Eidetiker ein Leben lang.

Ständig ratend und interpretierend entwickelt sich im Lauf des Lebens durch das Sammeln von Erfahrungen aus vielen kleinen Einzelerlebnissen eine „intuitive Begabung". Oft sehr treffsicher, kann die Intuition aber auch einmal gehörig daneben liegen. Es kann sehr falsch geraten und interpretiert werden, wenn exaktes Vorwissen für eine Schlussfolgerung

Der Realitätsbezug einer Wahrnehmung wird nicht laufend abgeglichen.

nötig ist. Je nach Grundstimmung können aus dem Erspüren und dem Raten verzerrte Denkmuster entstehen, die dann gern auch verallgemeinert werden. Durch die Steuerungsschwäche entsteht ein unüberprüftes Bewusstsein.

Petra, 13, hat Schwierigkeiten mit der Trainerin der rhythmischen Sportgymnastik. Die tiefe Stimme, der Akzent der Rumänin, ihr während der Arbeit strenges Gesicht und ihre kurzen Kommandos erwecken bei Petra den Eindruck, dass diese Frau sie nicht mag. Bei Korrekturen erschrickt sie, macht dann kleine Fehler, die natürlich von der Trainerin sofort wieder erkannt und benannt werden. Es gibt wirklich nichts zu loben. Petra merkt, dass sie schlechter wird, das ist ja auch klar, wenn diese „unangenehme Frau" einen immer „anschreit". Die Trainerin vom Vorjahr bekommt das mit. Zu dritt wird ein Gespräch geführt, in dem Petra auch etwas von der Vorgeschichte und dem Privatleben der Rumänin erfährt – die ist ja eigentlich doch ganz nett.

Die Emotion schlägt heftige Wellen

Bei überschießender Angst oder Wut ist niemand in der Lage, ein angemessenes Verhalten zu zeigen.

Erschwerend zu allem kommt hinzu, dass das reizoffene und damit hypersensible und impulssteuerungsschwache Kind/der Jugendliche/der Erwachsene aus dem geringsten Anlass heraus in ein sehr hohes Erregungsniveau gerät.

Bei der andersartigen Hirnfunktion erfolgt zu wenig Drosselung. Sinnvoll und angepasst Leistungen erbringen kann aber jeder Mensch nur auf einem mittleren Erregungsniveau. Aus der spontan unmittelbar empfundenen Emotion heraus wird überbordend etwas heftig gesagt oder entsprechend gehandelt.

Hineinsteigern scheint vorprogrammiert, da die Wahrnehmung der Emotion zur Verintensivierung des Gefühls gehört.

Claudia, 8 Jahre, muss furchtbar weinen, als sie nun entschieden in ihr Zimmer geschickt wird, um endlich aufzuräumen. Im Flur sieht sie ihr Gesicht im Spiegel, ein regelrechtes „Aufjaulen“ ist die Folge.

Der Erwachsene regt sich auf, eine Bestellung ist noch immer nicht geliefert worden. Seine Frau versucht, ihn zu beschwichtigen, das habe doch noch Zeit, sich aufzuregen bringe hier doch wirklich nichts. Jetzt regt er sich erst richtig auf.

ADS und Misserfolg: Warum?

Zusammenfassend bedeutet dies konkret: Der hüpfende Wahrnehmungsstil, die zu kurze Aufmerksamkeitsspanne, das schnell hochschießende Erregungsniveau und die Wahrnehmung in Abhängigkeit vom Motivationscharakter einer Person, einer Aufgabe oder einer Tätigkeit führen leider häufig zu Misserfolg.

Wie man etwas machen soll, hat man oft genug gehört und auch an vielen positiven Modellen schon gesehen, die Umsetzung ist jedoch schwierig.

Johannes, 11 Jahre, soll für die Mutter im Keller einen Korb und die Keksdose holen. Den Auftrag hört er nur halb. Eigentlich wollte er gerade in sein Zimmer gehen, um an der Eisenbahn weiterzubauen. Auf dem Weg in den Keller fällt sein Blick beim Vorbeigehen ins Wohnzimmer auf das ferngesteuerte Auto des Bruders, der gerade nicht da ist. Spontan läuft er ins Wohnzimmer und beginnt an der Fernbedienung herumzuspielen, der Auftrag ist vergessen. Die Mutter ruft nach einigen Minuten, wann sie denn mit den Sachen rechnen kann. Sie hört den Jungen im Wohnzimmer und wird gleich ärgerlich, weil er schon wieder nicht das getan hat, was sie ihm gesagt hat.

Für die lerngeschichtliche Entwicklung heißt das, dass das Kind/der Jugendliche/der Erwachsene selbst registriert, dass viel schief läuft. Immer wieder wird dies einerseits von der

Umgebung rückgemeldet, andererseits spürt man aber unbewusst und bewusst auch selbst, dass vieles nicht gelingt – die Schusseligkeit kommt ja auch noch dazu.

Die Grundstimmung sinkt, die Lust, sich mit Bereichen auseinanderzusetzen, in denen immer wieder etwas danebengeht, nimmt ab.

Die Umwelt nennt den Misserfolg leider „Unwillen", „Dummheit", „Vorsatz" oder sogar Mutwillen. Dennoch mit einem „schwierigen" Thema konfrontiert, steigt das Erregungniveau aus Unsicherheit oder auch aus Abwehr an, und der Misserfolg stellt sich erst recht ein.

Entscheidungen fallen schwer, kaum ist die Person beim Denken an einem Punkt, schon löst ein Teilaspekt eines Gedankens einen anderen Gedanken mit einem anderen Teilaspekt aus.

Manchmal wird die Entscheidung aber auch ganz spontan gefällt, vorwiegend beim Kind, das Umfeld versteht dies oft nicht.

Vermeidungsstrategien

Die Grundstimmung sinkt weiter, Unsicherheit nimmt zu (oder aber auch Wut).

Spontan greift das Kind zu Ausreden, diskutiert über das Wieso, Warum und Weshalb, lenkt vom Thema ab (nicht selten mit Herumkaspern und Clownen). Auf diese Vermeidungsstrategien reagiert das Umfeld wiederum negativ. Ein weiterer Misserfolg ist dadurch unvermeidbar. Reaktionen des Umfelds führen nun oft zu Aggression, verzweifeltem Weinen oder depressiver Verstimmung.

Zusätzliche Lernstörungen

Spontan wendet sich das Kind von der zu erledigenden Tätigkeit ab, vermeidet sie oder „ermüdet".

Hat ein Kind nun darüber hinaus in einem Funktionsbereich Aufnahme-/Lernschwächen, wird es ihm mit diesem Wahrnehmungsstil nur schwer gelingen, gute Kompensationsstrategien zu finden. Was mühsam ist, wird spontan vermieden, d. h. eine Wahrnehmungs-/Lernstörung wird durch das Aufmerksamkeitsdefizitsyndrom verstärkt. Hat ein Kind z. B. Schwierigkeiten, Gesehenes richtig zu dechiffrieren, weil eine

Teilleistungsstörung im visuellen Bereich vorliegt, wird die Motivation bei einer entsprechenden Aufgabe rasch sinken.

Georg, 5 Jahre, weiß viel, erklärt und erzählt gern. Souverän und nach nur einmaliger Demonstration durch die Bezugsperson sortiert er motorisierte und nicht motorisierte Fahrzeuge auf Bildkärtchen. Eine Spielregel in einem Gesellschaftsspiel begreift er sofort. Bauen mag er aber gar nicht. Irgendwie scheint das nicht zu klappen. Sofort findet er eine Ausrede, lenkt ab und sucht lieber jemand, der das für ihn tut. Man könnte sich das Haus, das gebaut werden soll, ja auch denken. Die Bezugsperson wird aufgefordert zu bauen, und eigentlich wäre das Müllauto-Spiel ja viel schöner.

Malen und Schreiben

Die meisten Kinder mit dem ADS mit und ohne Hyperaktivität haben Schwierigkeiten beim Malen und Schreiben und eine stark beeinträchtigte Fähigkeit des Dosierenkönnens grober Kraft (offensichtlich im Zusammenhang mit der mangelhaften Steuerungsfähigkeit des Frontalhirns). Sie mögen diese Tätigkeiten nicht und üben sie auch nicht. Ist darüber hinaus die Bewegungskoordination etwas gestört, wird der Schreibakt quälend.

Das Kind braucht seine ganze Energie für die graphomotorische Umsetzung und kann nun nicht auch noch auf Rechtschreibung achten.

Unsicherheit

Eine Person mit dem Aufmerksamkeitsdefizitsyndrom ohne Hyperaktivität neigt im Lauf ihres Lebens, nach vielen Misserfolgen und entsprechender Reaktion des Umfelds, dazu, alles übermäßig auf sich zu beziehen, sich selbst zu bezichtigen, immer häufiger in Stimmungstiefs abzurutschen und unsicher zu werden.

Die Lust, sich mit schwierigen Dingen auseinander zu setzen, wird immer geringer.

Sind die Bezugspersonen enttäuscht, verstimmt oder unzufrieden, entsteht ein Schuldgefühl und Minderwertigkeitsempfinden, mit dem ein Kind später dann auch im Jugendlichen- und Erwachsenenalter zu kämpfen hat.

Claudia, 17 Jahre, musste ein schwieriges Referat halten. In der Pause kommt sie an einer Gruppe von drei Mädchen vorbei, die sich unterhalten. Sie fängt den Satz auf „Na ja, ging so …“. Sofort entsteht bei Claudia das Gefühl, dass wohl ihr Referat nicht gut war. Sie hat diese Äußerung spontan auf sich und ihre Arbeit bezogen.

Eine Person mit dem Aufmerksamkeitsdefizitsyndrom mit Hyperaktivität neigt eher dazu, die Schuld für Misserfolg im Gegenüber oder im Gegenstand zu suchen (der „dumme“ Spielpartner, der nicht kapiert, warum jetzt, augenblicklich und sofort ein Wechsel des Spielmaterials notwendig ist, die „doofe“ Autotür, an der man sich gerade gestoßen hat, der „blöde“ Flaschenkorken, der nicht aus der Flasche geht, weil man den Korkenzieher schief angesetzt hat). Bei ärgerlicher, vorwurfsvoller oder auch verzweifelter Reaktion der Umwelt entsteht ein schlechtes Gewissen.

Stefan, 9 Jahre, geht auf die Straße zum Spielen. Aus der Gruppe der Jungen vor dem Nachbarhaus hört er „Der Scheiß-Stefan hat schon wieder …“. Er kommt nicht mal für eine Sekunde auf die Idee, dass der andere Stefan gemeint sein könne, der in der Gruppe steht. Er bekommt ein Gefühl der Wut. Motzig redet er die anderen an, als er bei der Gruppe ankommt „Selber Scheiße!“ Die anderen schauen ihn verblüfft und verärgert an.

Das Vertraute gibt Halt

Innerlich etwas chaotisch, aber hypersensibel, will das Kind/der Jugendliche/der Erwachsene mit dem ADS aus seiner unbewusst gemachten Erfahrung mit sich selbst heraus am liebsten immer ein bisschen eingestellt sein auf das, was auf ihn zukommt.

Unvorhergesehenes führt zu Irritation und Abwehr, meist mit einer heftigen Überreaktion.

Ist klar, dass eine Situation knifflig sein kann, ist die Person somit auf unvorhergesehene Ereignisse eingestellt, kann zum Teil verblüffend souverän und flexibel reagiert werden. Ist aber eigentlich alles abgesprochen und etwas kommt dazwischen, entsteht Unwille. Besonders schwierig ist das im engsten Familienkreis, zumal an die nahe stehende Bezugsperson ganz konkrete Erwartungen geknüpft sind („Der weiß doch, wie ich bin").

Einschätzbarkeit, Harmonie, eine schöne Umgebung ist das, was sich das Kind/der Jugendliche/der Erwachsene mit dem ADS am meisten wünscht, und was es/er eigentlich auch braucht. Sein Wahrnehmungsstil und seine Handlungsweise sorgen jedoch dafür, dass er selbst weder einschätzbar noch harmonisch ist und seine Umgebung ständig irritiert.

Freundliche Gestimmtheit, die er empfängt, löst bei ihm sofort auch eine freundliche Stimmung aus, die man ihm in seiner Impulsivität und der dadurch sehr sprechenden Mimik ansieht.

Spontanes Vertrauen

Schuldgefühle, Selbstwertprobleme, Verlustängste und Existenzängste sind Irritationen, die bereits oft in der Kindheit entstehen können und das Erwachsenenleben dann massiv belasten. Der Jugendliche/Erwachsene mit ADS erzählt dann einem netten und empathischen Gegenüber mit freundlichem Gesicht zum Teil erschütternde Einzelheiten aus seinem Leben.

Kein Mensch mit einem Aufmerksamkeitsdefizitsyndrom mit/ohne Hyperaktivität gleicht dem anderen.

Wichtig scheint hervorzuheben, dass das Phänomen des ADS niemals isoliert betrachtet werden darf. Trotz seiner ganzen Komplexität muss es immer und zwingend eingebettet gesehen werden in

- einer Begabungsstruktur
- einer Temperamentslage
- einer spezifischen Sozialisations- und Lerngeschichte
- einer Geschwisterposition.

Lerngeschichte

Reizoffenheit bei Reizfilterschwäche und Impulssteuerungsschwäche

hüpfender Wahrnehmungsstil · zu kurze Daueraufmerksamkeitsspanne · Schusseligkeit durch mangelhaftes Dosierenkönnen grober Kraft · schnell hochschießendes Erregungsniveau

führt zu Mißerfolg

Kritik · Ermahnung · Rüge · Appell

versteht das Kind nicht

wütende Abwehr oder beleidigtes Zuklappen

Kritik · Ermahnung · Rüge · Appell

versteht das Kind gar nicht!

Erregungszunahme · Absinken der Motivation

Strafandrohung · Ärger · Unverständnis · Hilflosigkeit

Vermeidungsstrategien
(Kaspern, Clownen, Hinterfragen, Abhauen, Lügen)

herbe Kritik · Ausgrenzung · Strafe · Etikettierung · Bloßstellung

weitere Erregungszunahme und kaum noch Motivation
→ **MISSERFOLG**

herbe Kritik · Vorwürfe · Schuldzuweisung · Strafe · Ausgrenzung · Etikettierung · Bloßstellung

stark vermehrte Vermeidung
und mehr Misserfolg

„Abwärtsspirale"

Nimmt die Störung heute zu?

Nach wissenschaftlichen Erkenntnissen ist dies nicht der Fall. Die Häufigkeit der Störung wird auf Prozentzahlen zwischen 5 und 10, maximal 12 % geschätzt. Leider gibt es bis heute kontroverse Diskussionen über die Häufigkeit, wobei Brühl et al. 2000 nun in Deutschland bei 6 % von 6- bis 10-Jährigen ein ADHS (nach DSM IV) gefunden hatten.

Die betroffenen Mädchen

Ratey, Miller und Nadeau wiesen 1995 darauf hin, dass die Diagnose bei Mädchen und Frauen oft sogar den besten Klinikern einfach entgeht, weil sie häufig die typischen, ausgeprägten Symptome der Hyperaktivität und Impulsivität in der Kindheit nicht zeigen. Die Unaufmerksamkeit, die emotionale Labilität, die Unentschlossenheit, die Ablenkbarkeit und die Ruhelosigkeit und das Wegträumen werden häufig ganz anderen Hintergründen zugeschrieben. Daneben fanden McGee et al. 1987, dass Eltern unaufmerksamer Mädchen einfach seltener Hilfe suchen als Eltern von unaufmerksamen Jungen.

Jungen scheinen 6–10mal häufiger mit der Störung belastet zu sein, fallen aber nur mehr auf mit der „lärmenden Symptomatik".

Silver beschrieb 1992, dass ein Mädchen mit dem Syndrom uninteressiert, vielleicht depressiv wirkt. Ein Junge mit derselben Problematik „verhält" sich dagegen nicht richtig, bekommt Ärger, wird beachtet – und oft diagnostiziert.

Diese Beobachtung kann ich bestätigen. Für viele Mädchen beginnt die richtige Schwierigkeit erst in der Pubertät. Sie fallen dann von einem emotionalen Extrem ins andere, sind häufig ängstlich, depressiv, fühlen sich einsam, obwohl sie sozial durchaus aktiv sind.

Rollenerwartungen, nicht selten auch niedrigere Anforderungen, erschweren die diagnostische Einschätzung.

Zwar sind nach Forschungsergebnissen die Strukturen des Frontalhirns bei Mädchen und Frauen feiner entwickelt und robuster, wenn aber die Problematik eines ADS existiert, ist die Mangelversorgung mit Glukose stärker ausgeprägt als bei männlichen Patienten. Nur zeigen sich die entsprechenden Symptome nicht so genau.

Anforderungen der Gegenwart

Insgesamt aber fallen Betroffene mit dieser Störung heute immer mehr auf, nicht nur im Zusammenhang mit einem immer größer und diffuser werdendem Reizangebot, sondern speziell auch im Zusammenhang damit, dass sie immer schneller werden müssen, bei gleichzeitiger Zunahme von Desorientierung, Verlust von Markierungen und Toleranz.

Früh auf sich selbst gestellt, sollen Kinder das, was sie lernen wollen, selbstständig aus dem Angebot herauspicken.

Methodisch und didaktisch wird z. B. in der Schule heute zunehmend unsystematisch vorgegangen. Rasch wechselndes Anschauungsmaterial, fließende Übergänge, unklare Aufgabenstellungen, wenig Hervorheben dessen, was elementar wichtig ist, und rasches Einfordern von verallgemeinernden Anwendungen erschweren es speziell diesen Kindern zurechtzukommen. Üben wird ebenso wie Wiederholen zu wenig eingefordert. Hausaufgaben werden kaum mehr kontrolliert. Der Lernfortschritt wird spätestens ab der dritten Klasse mit benoteten Klassenarbeiten überprüft. Diese Kinder entwickeln Fertigkeiten in den Kulturtechniken daher nur rudimentär. Neu Hinzukommendes kann nicht auf einer entsprechenden Basis aufbauen.

Aber so krank ist mein Kind doch nicht!

Die Einschätzung hinsichtlich des Vorliegens einer Krankheit oder einer Behinderung ist eher ein dimensionales als ein kategoriales Problem. Je leichter die Beeinträchtigung ist, desto eher wird man die Abweichung als „wertfreie Persönlichkeitsvariante" bezeichnen können und einen solchen Menschen als „Jäger" in einer Gesellschaft von „Farmern" betrach-

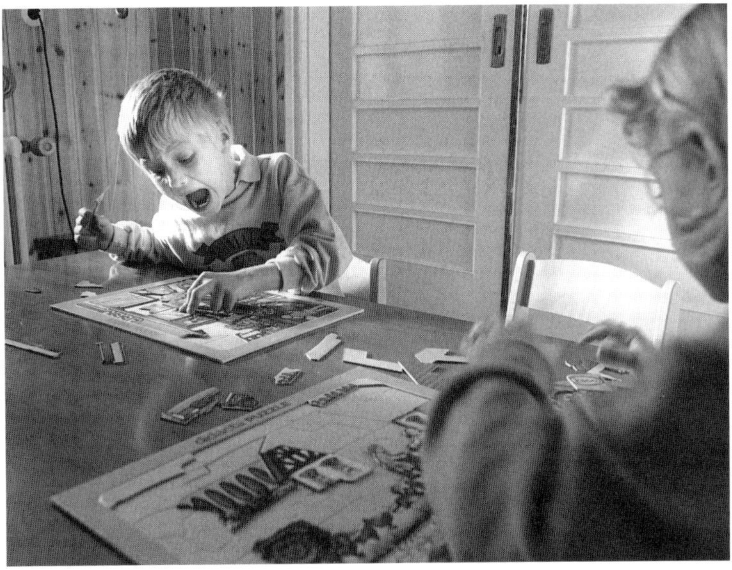

ten können, über Eigenheiten lächeln oder versuchen, diese unter Umständen korrigierend zurechtzurücken. Besonders Kinder mit guten Begabungen können lange gut kompensieren.

Mittelgradige Verläufe mit Phasen erheblicher Irritation und leichteren Lern- und Leistungsstörungen, die therapeutisch und medikamentös beeinflussbar sind, sollten mit einem Krankheitsbegriff belegt werden.

Bei schwereren Verläufen und erheblichen Leistungsbeeinträchtigungen, begleitet von gravierenden Sekundärerkrankungen und deutlicher Einschränkung in der eigenen Persönlichkeitsentwicklung droht sicher eine seelische Behinderung. Hallowell wird in seiner Veröffentlichung aus dem Jahre 1994 hier sehr deutlich. Undiagnostiziert und unbehandelt können diese Menschen bei komplizierten Verläufen seelisch verkrüppeln.

Elternsorgen

Solche „Etiketten" beschäftigen Eltern oft, einerseits im Kreuzfeuer der unterschiedlichen Informationen, andererseits bezüglich der Finanzierung therapeutischer Hilfe.

Die tägliche Praxis zeigt, dass die Kinder mit dem ADS ebenso wie die Jugendlichen und Erwachsenen heute immer kränker werden. Nicht selten werden die schwierig verlaufenden Entwicklungen durch Odysseen auf der Suche nach dem richtigen Therapiekonzept verstärkt. Und nicht selten enden sie im Alkohol- oder Medikamentenmissbrauch, bei schwerer Störung in der sozialen Integration, und bei Selbstmordgedanken bis hin zum Selbstmordversuch.

Je früher erkannt, desto früher ergibt sich die Chance, sekundäre Probleme zu verhindern mit der Möglichkeit, dass sich die Kinder dennoch in unserem Gesellschaftssystem positiv entwickeln können.

Die Diagnose

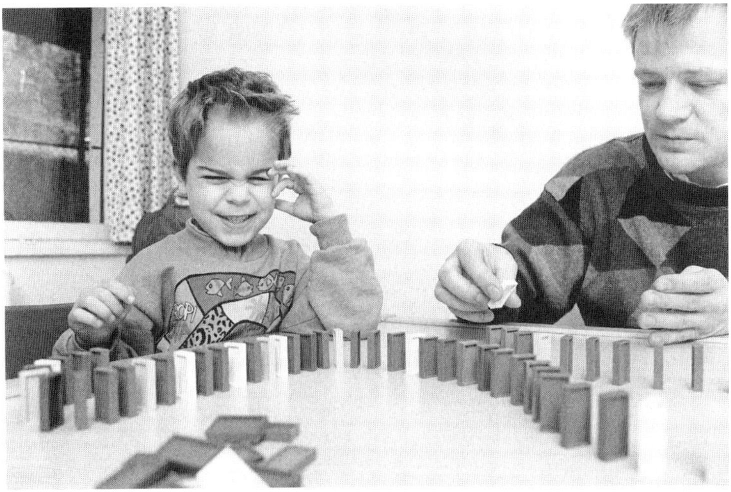

Die Diagnose erfordert Zeit und Sorgfalt. Sobald sie gestellt ist, tritt zwar zunächst eine gewisse Beruhigung ein. Aber niemand wird die Diagnose als „Entschuldigung“ sehen!

Hilfreiche Adressen finden Sie auf S. 233 f.

Zur Diagnoseerstellung sollten sich Eltern von Kindern und Jugendlichen möglichst an Fachleute wenden, die mit dem Thema vertraut sind, wie spezialisierte Kinderärzte, Kinder- und Jugendpsychiater, spezialisierte Kinder- und Jugend-Verhaltenstherapeuten. Hinweise sind auch über Elterninitiativen zu erhalten. Für Erwachsene ist die Situation noch sehr schwierig, da sich bisher nur wenige Fachleute mit dem Thema auseinandersetzen.

Häufig noch lieber eher „weichzeichnend“ beschrieben aus Furcht vor etikettierender psychiatrischer Diagnose, kommt es inzwischen öfters zu einer nicht unprobematischen Einschätzung mit „Videoanalyse“ und anschließender medikamentöser Einstellung unter „Videokontrolle“, speziell im Kindesalter. Dies geschieht vor dem Hintergrund, dass es für die Entwicklung von Kindern nicht sinnvoll sei, sie mit einer psychiatrischen Diagnose zu etikettieren.

Es gibt kein Schnellverfahren

Eine Beratung und Therapie ohne exakte Diagnose birgt grundsätzlich die Gefahr in sich, den Blickwinkel auf ein Phänomen zu fixieren, das möglicherweise durch ein anderes entstanden ist.

Die Diagnosestellung erfordert auch bei profunder Störungsbildkenntnis Zeit für ausführliche Gesprächen und Beobachtungen zu unterschiedlichen Zeitpunkten sowie differenzierter – funktioneller – Untersuchung zur Erfassung von Sekundärerkrankungen (möglichst hinsichtlich der Befindlichkeit, deren Leistungseinschränkung, der sozialen Einbettung). Indes erweist sich aber, dass nur die klare Bezeichnung, das deutliche Abgrenzen wirklich zu einer erfolgreichen Behandlung führen kann. Nur so können auch Sekundärerkrankungen aufgedeckt werden. Langwierige Behandlungsversuche, die sich vorwiegend an Sekundärsymptomen orientieren und häufig wenig Erfolg zeigen, können den Kindern erspart bleiben.

Der 7-jährige Sven kam nach zweijähriger, analytisch ansetzender Kinderspieltherapie bei depressiven Verstimmungszeichen und Einkoten zur Untersuchung. Er wollte überhaupt nicht mitmachen und setzte sich unter den Tisch, als er eine Malaufgabe gestellt bekam. Nach freundlichem, gelassenem, direktivem Zugehen presste er unter Tränen heraus: „Aber ich kann doch gar nicht malen, ich bin ja viel zu dumm dafür."

Als Hintergrund seines traurigen Verweigerungsverhaltens mit „Somatisierungstendenzen" stellte sich ein ausgeprägtes ADS mit Hyperaktivität und dem typischen mangelhaften Dosieren grober Kraft heraus sowie eine schwere visuelle Wahrnehmungsstörung.

Der 14-jährige Björn wird bei massivem Abwehren und provokativem Verhalten mit dem Verdacht einer schweren Störung des Sozialverhaltens vorgestellt. Er hat einen langen stationären psychiatrischen Aufenthalt und sonderpädagogische Betreuung hinter sich. Lust zum Mitmachen hat er nicht, zeigt dies deutlich, hat sich bereits aufgegeben, findet aber alles rund um die kriminelle Szene sehr interessant. Die Untersuchung ergab, dass der Junge schwere Lernstörungen auf allen Ebenen bei guten Grundbegabungsressourcen hat, auf dem Hintergrund eines schwersten Aufmerksamkeitsdefizitsyndroms mit Hyperaktivität und Störung des Sozialverhaltens. Er findet keine Strategie, mit sich umzugehen, wünscht sich dennoch Anerkennung, versucht sich nun in der Pubertät in dem Bereich, in dem er meint, kompetent zu sein. Dabei wünscht er sich einen Schulabschluss.

Eine Maßnahme der Abenteuerpädagogik soll dem Jungen die tatsächliche Sinnhaftigkeit des Lebens zeigen.

Das Gespräch mit den Eltern

Die Diagnose des ADS entsteht weitgehend über genaue Schilderungen der Vorgeschichte des Kindes/des Jugendlichen durch seine Eltern. Eine ausführliche Datenerhebung zur Schwangerschaft, der Geburt, dem Geburtsverlauf und eventuellen Komplikationen, die in dieser Zeit aufgetreten sind,

Erfreulicherweise nimmt auf immer breiterer Basis die Kenntnis über das Syndrom zu.

ist nötig. Die Meilensteine der psychomotorischen Entwicklung wie Laufen, Sprechen, der Gesundheitsstatus, eventuell aufgetretene Unfälle und Krankheiten, Daten darüber, wie das Kind schläft, wie es isst, wie es sich bewegt, mit allen Besonderheiten, müssen sorgfältig abgefragt werden. Der Untersuchende braucht Auskunft über Geschwisterposition und -konstellation, den Erziehungsstil in der Familie, die Beziehung zwischen den Familienmitgliedern und über eventuelle Miterzieher. Er muss die Sozialisierungsschritte des Kindes sorgfältig abfragen, im Kindergarten, in der Schule, unter den Aspekten der Integration und der Leistung. Eine Charakterschilderung des Kindes aus der Sicht der Eltern muss er sich ebenfalls geben lassen. Und zwar hinsichtlich der Sensibilität, der Selbstständigkeit, der Aufmerksamkeit, der Phantasieentwicklung, der Frustrationstoleranz, des Einschätzenkönnens von Gefahr und vieles mehr. Interessen, Hobbys, Freizeitbeschäftigungen sind ebenso wichtig wie Auskünfte darüber, was vom Kind erwartet wird.

Ein besonderes Augenmerk ist den konkreten Vorstellungsgründen zu schenken, ebenso der Schilderung der eventuellen bisherigen Erfahrungen mit anderen Institutionen.

Erzieher und Lehrer

Hilfreich und in vielen Fällen notwendig ist eine Fremdanamnese in Form einer Schilderung des Kindes/des Jugendlichen/des Erwachsenen durch eine andere dritte Person. Verhaltensbeobachtungen von Erzieherinnen, beschreibende Schilderungen in den Grundschulzeugnissen der ersten und zweiten Klasse, aber auch gesonderte Einschätzungen mit Fragebögen können oft ergänzend Aufschluss geben.

Die anamnestischen Erhebungen sollten möglichst in Abwesenheit des Kindes/Jugendlichen erfolgen, denn dieser hypersensible Menschentyp fühlt sich bei diesem „Vorgeführtwerden" bloßgestellt, irritiert, etikettiert oder aus seiner Sicht zu Unrecht so beschrieben. Nachfolgende Untersuchungen können dadurch deutlich erschwert werden.

Ärzte und Psychologen

Eine kinderneurologische Untersuchung, unter Umständen mit EEG, wird dann wichtig, wenn das Kind Bewegungskoordinationsprobleme hat oder der Verdacht auf ein Anfallsleiden besteht. Der allgemeine körperliche Zustand des Kindes sollte bei Diagnosestellung ohnehin fachmedizinisch abgeklärt worden sein. Dazu gehören auch das Hören und das Sehen.

Eine kinderpsychiatrische Untersuchung ist generell wünschenswert. Entsprechend ausgebildete Psychologen verfügen über die nötigen Testinstrumente.

Speziell beim Kind und beim Jugendlichen sollte eine ausführliche testpsychologische Untersuchung erfolgen. Die Untersuchung dient zur Bestimmung der Grundbegabung, der Konzentrationsfähigkeit, der Impulsivität versus Reflexivität des Wahrnehmungsstils sowie zur Eingrenzung eventuell dazukommender Teilleistungsschwächen.

Auch die Befindlichkeit des Kindes muss sorgfältig eingeschätzt werden. Meine langjährige Arbeit mit diesen Kindern und Jugendlichen zeigt, dass eine Exploration oder ein Interview nicht viel nützt. Auf Nachfrage, dass sich der Untersuchende nicht vorstellen kann, dass das Kind/der Jugendliche sich „einfach wohin schleppen" lässt, kommt oft nur ein vorsichtig irritiertes Achselzucken oder eine Äußerung wie „Ich weiß nicht".

Fragt man das Kind, warum es wohl da ist, kommt in der Regel zunächst ein verlegenes Lächeln.

Manche Kinder äußern dann deutlich „Ich bin hyperaktiv", und auf direkte Nachfrage, was das wohl bedeutet, kann es zu den unterschiedlichsten Äußerungen kommen wie „Ich bin böse", „Ich zapple immer", „Ich flipp' halt immer aus". Das Kind ohne motorische Unruhe sagt meist gar nichts.

Bei direkter Nachfrage nach Schwierigkeiten in der Schule wird erfahrungsgemäß halbherzig ein Zugeständnis gemacht. Deshalb ist eine ausführliche diagnostische Erhebung mit Fragebogenverfahren (wie z. B. dem Angstfragebogen für Schüler, dem Satzergänzungstest, dem Stressbarometer, aber auch analytisch orientierten, explorativen Tests) und ein Auswerten dieser Daten wesentlich sinnvoller.

Ängste, Verstimmungszeichen, Anspannungen, die erkennbar sind, aggressive Äußerungen, Abwehr etc. müssen sorgfältig beobachtet und dokumentiert werden.

Die psychologische Untersuchung

Wesentlich ist in der gesamten psychologischen Untersuchung die Verhaltensbeobachtung mit der Möglichkeit, sofort zu hinterfragen, ob das, was gerade an Verhalten produziert worden ist, in anderen Situationen auch vorkommt. Zum Beispiel im Subtest „rechnerisches Denken" im Hamburg-Wechsler-Intelligenztest für Kinder, 3. Auflage 1983 – beginnt das Kind bei komplexer werdenden Aufgaben zu schnaufen oder zu stöhnen, weil es in der Mitte der Textaufgabe schon wieder vergessen hat, was es am Anfang gerechnet hat? Eine Nachfrage „Kennst du das auch von der Schule, dass du schnell etwas vergisst?" führt in der Regel zu einem aufrichtigen Nicken und der Bestätigung, dass man das sehr gut kenne.

Auffallend bei ADS-Kindern/Jugendlichen ist, dass sie oft handlungsbegleitende Kommentare abgeben, ob sie eine Aufgabe leicht oder schwer empfinden.

Leichte Aufgaben werden kommentiert mit „Das geht ja locker flockig, läppich bäppich", bis hin zu sofort in der nächsten Aufgabe einsetzenden „Uff, ist das schwer" und der Nachfrage „Muss ich das jetzt alles machen?" oder „Ich hasse Rechnen!"

Mitarbeit des Kindes

Kinder mit dem ADS sind oft nicht sehr willig, sich auf testpsychologische Untersuchungen einzulassen.

Der häufig auftretende Widerwille des Kindes gegen die Tests muss angesprochen werden, wenn auch nicht in ausufernden Diskussionen, wobei der Untersuchende mit freundlicher, ruhiger, direktiver Gelassenheit das Mitmachen des Kindes einfordern muss, um aus der Sicht des Kindes heraus als potenzieller Helfer glaubwürdig zu bleiben. Das ADS-Kind/der Jugendliche erkennt sofort, ob ihm jemand gewachsen ist und ob ihn jemand mag. Nur einer solchen Person wird dann auch entsprechend Vertrauen geschenkt, und nur bei einer so vorgehenden Person kommt auch ein verwertbares Ergebnis heraus.

Speziell das hyperaktive Kind mit aggressiv oppositionellem Verhalten oder der Jugendliche mit sozialen Anpassungsschwierigkeiten kann sonst spontan äußern: „Mach deinen Scheiß doch allein, dazu habe ich keine Lust."

Untersucher, die hier aufgeben, können den Hintergrund des Verweigerns nicht einschätzen, zumal das Kind/der Jugendliche ihnen auch nicht die Chance gibt, sie in einer neuerlichen Situation an sich „heranzulassen".

Eine Verhaltensbeobachtung des Kindes/Jugendlichen speziell im Gruppenkontext kann dem Untersuchenden von großem Nutzen sein.

Der Diagnostiker muss wissen, dass das ADS-Kind, auch wenn es hyperaktiv ist, in der 1:1-Situation mit ihm zusammen bezüglich der motorischen Unruhe wie auch der Aufmerksamkeit zunächst vollkommen unauffällig erscheinen kann. Im Verhalten ist es oft verblüffend höflich, charmant und mitarbeitsbereit. Dieser Eindruck darf keinesfalls fehlinterpretiert werden als Nichtexistieren der Problematik, sondern stellt ein typisches Phänomen des Kindes mit dem ADS dar, ähnlich wie beim Erwachsenen auch. Bei Interessantem, Neuem, Forderndem ist man „vollständig" da, präsent und erscheint gesteuert.

Dies kann unter Umständen auch in den ersten Tagen eines stationären Aufenthaltes in der Klinik beobachtet werden.

Einschätzung durch Eltern und Lehrer

In der Diagnostik oft eingesetzte Beobachtungs- und Einschätzungsskalen, die von Lehrern und Eltern ausgefüllt werden sollen, bergen eine erhebliche Gefahr der starken, subjektiven Gefärbtheit, je nachdem, wie stark sich die beurteilenden Personen durch das Kind gestört oder geärgert fühlen. Die Ausgabe der „Connersskala" für Lehrer sieht teilweise nicht unproblematische Kriterien vor. So muss zum Beispiel eingeschätzt werden, ob ein Kind überhaupt nicht, ein wenig, ziemlich oder sehr stark „streitsüchtig", „destruktiv", „die Lehrkraft übermäßig beanspruchend" ist, „übermäßig bedacht ist zu gefallen" oder „mault und schmollt". Neuere Fragebögen, z. B. von Barkley, bearbeitet von Steinhausen

1995 oder von Döpfner et al. 2000, sind sinnvoller, da sie in der Formulierung neutraler sind.

Ist dagegen ein Lehrer einem solchen Kind gegenüber sehr positiv eingestellt, weil er seine interessanten Unterrichtsbeiträge schätzt, kann im Gegenteil auch eine bagatellisierende Beurteilung abgegeben werden.

Beurteilungskriterien

Viel Erfahrung braucht man, um bei ADS-Kindern ohne Hyperaktivität rechtzeitig eine Diagnose zu stellen, denn sie fallen auch den Eltern oft erst sehr spät auf.

Neben den bereits geschilderten Symptomen der Unaufmerksamkeit müssen die Symptome der Hyperaktivität wie deutliche Ausprägung von grobmotorischer Aktivität, übermäßigem Herumlaufen und Klettern, Zappeln, Reden und lautem Agieren eingeschätzt werden.

Ebenso sind die Symptome der Impulsivität, wie Unterbrechen einer Handlung, impulsives Handeln, Dazwischenrufen und -reden und mangelhaftes Abwartenkönnen einzuschätzen.

Die Diagnose selbst muss sich am DSM IV/ICD 10 (s. Glossar, S. 232) orientieren.

Eine bestimmte Anzahl von Symptomen der Hauptkategorien muss dabei vorliegen, und zwar über die Dauer von mindestens sechs Monaten und in mehr als einer Umgebung. Im Ausprägungsgrad müssen sie sich deutlich von denen gleichaltriger Kinder unterscheiden. Die Störung sollte vor dem siebenten Lebensjahr begonnen haben.

Umgang mit der Diagnose

Wichtige Informationen müssen vorsichtig formuliert mitgeteilt werden.

Nach meinen eigenen Erfahrungen ist es am besten, das Ergebnis der Untersuchung dem Kind/Jugendlichen und den Eltern getrennt zu übermitteln.

Sinnvoll ist es, das Kind/den Jugendlichen schon während des diagnostischen Prozesses immer wieder auf seine Stärken hinzuweisen, Verständnis für seine Schwächen zu zeigen und gegebenenfalls anzudeuten, dass Hilfe durchaus möglich ist.

Will ein Kind oder ein Jugendlicher nicht, dass die Eltern eine Aussage erfahren sollen, ist diese Aussage selbstverständlich mit absoluter Verschwiegenheit zu behandeln.

Sinnvollerweise sollte den Eltern Einblick in das Untersuchungsmaterial gegeben werden, mit Erläuterung der Fähigkeiten und der Probleme des Kindes und eindeutiger Erläuterung der diagnostischen Ergebnisse. Diese Ergebnisse sollten sämtlich dargelegt und verständlich erklärt werden. Das gilt auch für vorgefundene Ängste oder Teilleistungsstörungen.

Therapieplanung mit den Eltern

Wertungen oder Schuldzuschreibungen müssen bei allen Gesprächen vollständig unterbleiben.

Oft ergibt sich erst in diesem Prozess eine Verhaltensanalyse als Grundlage für die weitere Therapieplanung. Im anamnestischen Gespräch wurde die Sicht der Eltern und der Lehrer sichtbar, im Untersuchungsprozess zeigt sich die wirkliche Befindlichkeit des Kindes/Jugendlichen. Es gilt, zusammen mit den Eltern zu erarbeiten und zu klären, welche Anforderung auf welche Gestimmtheit des Kindes/Jugendlichen auf welchem physiologischen Hintergrund zu welcher Reaktion geführt hat.

Die Vorstellungen der Eltern und ihre Erklärungsmuster müssen ebenso sorgfältig betrachtet werden wie die der miterziehenden Umgebung, einschließlich der Methoden, dem Verhalten entgegenwirken zu können.

Eventuell bei einem Elternteil selbst bestehende Probleme müssen dahingehend mit einbezogen werden, ob hier noch spezielle Hilfe zusätzlich notwendig wird.

Je klarer, ausführlicher, nachvollziehbarer dieser Prozess abläuft, desto größer ist nach meiner Erfahrung die Wahrscheinlichkeit eines Sich-Einlassens und Mitmachens bei den Eltern in einer Therapie.

Unterschiedliche Erziehungsstile

Die Haltung den Eltern gegenüber sollte dabei grundsätzlich positiv sein, unter dem Motto: „Ein fröhliches Dennoch."

Dies erscheint auch dann zwingend notwendig, wenn auf der Hand liegt, dass unterschiedliche Erziehungsstile die vorgefundene Symptomatik, speziell die zusätzlichen seelischen Störungen, zumindest mitbedingt haben.

Das ist oft in einem nicht unerheblichen Maß der Fall. Unmissverständlich muss dann bei einer solchen Konstellation dargestellt werden, dass das Kind so in seiner Persönlichkeitsentwicklung gefährdet ist und Hilfe für die ganze Familie notwendig wird.

Der hart strafende Vater versteht nicht, warum das Kind keine Tischmanieren lernt. Er kann sich nur mühsam vorstellen, dass es immer ängstlicher und unsicherer wird und sich so noch weniger steuern kann.

Ohne erklärende und erziehungsändernde Bemühungen wird das Thema „gemeinsame Mahlzeit" für das Kind immer schwieriger. Es fühlt sich immer angespannter, ungerecht behandelt und wird mit irritiertem Rückzug und, je nach Antriebsdruck, aggressiver Abwehr oder Ablehnung reagieren.

Die eigene Erfahrung zeigt, dass eine diagnostische Standortbestimmung mit der Möglichkeit einer Veränderung unter ganz bestimmten Voraussetzungen am sinnvollsten ist.

Individueller Therapieplan

Eine Zusammenarbeit mit Institutionen wie Kindergarten und Schule ist meist unterstützend erforderlich.

Eine gegebenenfalls notwendige Therapie muss klar formuliert, präzisiert und individuell auf die Bedürfnisse des Kindes und seiner Familie zugeschnitten erläutert werden. Die Notwendigkeit einer gleich bleibenden und stetigen Mitarbeitsbereitschaft, bis die Stabilisierung oder Rückbildung von Sekundärsymptomen einsetzen kann, muss dabei konkret benannt und verdeutlicht werden.

Geht das ADS irgendwann ganz weg?

Mit der Diagnosestellung muss unbedingt erläutert werden, dass die Basisproblematik des ADS einerseits niemals durch Erziehungsfehler verursacht ist, andererseits aber auch mit keiner Therapiemethode der Welt heilbar oder zu „beseitigen" ist.

Therapieziel, mit welchen Ansätzen auch immer, kann nur sein, das Kind kompetent zu machen im Umgang mit sich selbst und die erziehende Umgebung kompetent zu machen im Umgang mit dem Kind.

Effekt soll eine Selbstwertsteigerung des Kindes sein, eine Entlastung der Familie und durch Anbahnung von Verständnis und Erwerb erzieherischer Hilfe ein Abbau der Sekundärproblematik.

Vom Leidensdruck, der Störungseinsicht, der Mitarbeitsbereitschaft der Familie, der individuellen Störungskonstellation und der Mithilfe der außerfamiliären Umgebung hängt ab, wie lang dieser Prozess dauern wird.

Meist ist dies leider nur erzielbar mit einer längerfristig angelegten Therapie.

Es gibt viele unterschiedliche diagnostische Vorgehensweisen. Das geschilderte, verhaltensanalytisch orientierte Konzept betrachtet das Kind in seiner Gesamtsituation und nicht nur hinsichtlich seiner von außen zu beobachtenden Verhaltensauffälligkeiten.

Wie erzähle ich dem Kind, was mit ihm los ist?

Freundlich und offen sollte angesprochen werden, was man an dem Kind Besonderes gefunden hat (im positiven Sinn). Je nach angetroffener Konstellation muss ihm erklärt werden, dass man festgestellt hat, dass es z. B. an sich gut denken kann und viel weiß. Unter Umständen kann man eine besonders gute Antwort hervorheben. Man habe aber auch gesehen, dass Malen und Schreiben mühsam seien, es nicht richtig hinschaue und Rechnen wohl sehr anstrengend ist.

Griffige Vergleiche erleichtern das Verständnis.

Ein Nachfragen typischer Symptome bildet den Übergang zur ruhigen, klaren Erläuterung, was bei ihm ein bisschen anders funktioniert (wobei eine Zeichnung spätestens ab der vierten Klasse sehr hilfreich sein kann).

Metaphern wie „Dein Gehirn arbeitet gut, aber es ist ein bisschen kurzsichtig" oder „Der Arbeitsspeicher in deinem Gehirncomputer ist so groß, dass immer wieder etwas herausfällt, bevor es auf der Festplatte ist" (zu groß = gut für Kinder) helfen.

Sinnvoll ist es auch, die wiederkehrenden Ärgerbereiche des Kindes dabei anzusprechen, das Nichtverstandenwerden von den Erwachsenen, wobei der Schwerpunkt unbedingt auf die Unaufmerksamkeit, die Impulsivität und nicht nur auf die motorische Unruhe gelegt werden sollte.

Beim Jugendlichen muss mit Widerständen gerechnet werden. Schnell hat er das Gefühl, er sei nun „verrückt" oder „behindert", und hat Angst, dass das von den anderen entdeckt wird. Nichts will er mehr als so zu sein wie Gleichaltrige. Das ist beim Jugendlichen noch ausgeprägter als beim Kind.

Wer soll mit dem Kind sprechen?

Der Diagnostiker kann beide Seiten beleuchten, ohne das kitzlige Thema „Wer hat Schuld?" zu berühren.

Diese „Aufklärungsarbeit" sollte primär vom Diagnostiker geleistet werden, am besten schon nebenher, immer kurz nach Abschluss eines diagnostischen Schrittes. Er ist der kompetente Neutrale außerhalb des Systems, in dem das Kind/der Jugendliche verstrickt ist. Aus der Sicht des Kindes/des Jugendlichen kann er erkennen und spiegeln, dass vieles schief läuft, aber nicht, weil das Kind einfach nicht will. Und er kann die Reaktion des Erwachsenen darauf vorwegnehmend darstellen und erklären, dass z. B. der Lehrer eben nur den schlampig geschriebenen, fehlerhaften Aufsatz sieht und nicht den Inhalt oder die Mühe, die man sich damit gegeben hat.

„Der Test, in dem wir mit dem Stift Figuren umfahren haben, hat dir, glaub ich, nicht so gefallen. Ging der schwer?“ (Kind nickt.) „Da hast du ja gefragt, ob du nicht lieber was spielen darfst.“ (Kind nickt.) „Das machst du ja im Kindergarten bei den Blättern in der Vorschulmappe auch, die du machen sollst. Ich weiß, dass du dich da in deinem Kopf ganz arg anstrengen musst und genau hinschauen musst und dass bei dir das Malen mit dem Stift auf dem Papier ein bisschen schwerer geht als bei den anderen. Es gibt viele Kinder, bei denen das ganz genauso ist wie bei dir. Die strengen sich genauso an wie du, haben dann auch wie du plötzlich keine Lust mehr und wollen lieber was anderes machen und werden dann beschimpft, weil sie sich angeblich nicht anstrengen wollen.“
(Ein Psychologe im Gespräch mit einem Sechsjährigen)

Einige kritische Anmerkungen zur Differentialdiagnose

Das Syndrom ist niemals eine „unbewusste Angst vor Erfolg“, eine „Willenskrankheit“ oder ein „moralisches Versagen“. Es ist keine „Charakterschwäche“ und keine Neuroseform. Kinder, Jugendliche und Erwachsene, die betroffen sind, sind sicher nicht „dumm, faul und verrückt“ (Kelly und Ramundo 1993).

Im Zweifelsfall muss eine Hirnstrommessung mit dem EEG erfolgen, die eine Erkrankung aufdecken kann.

Sorgfältig vom ADS abzugrenzen sind Erkrankungen, die in einzelnen Symptomen ähnlich sein können (wobei das eine das andere aber nicht zwingend ausschließen muss!). So kann z. B. ein medikamentös gut zu behandelndes Anfallsleiden wie die Absencen-Epilepsie das Symptom der Unaufmerksamkeit zeigen. Das Kind hat am Tag immer wieder kleinste Bewusstseinsaussetzer, wirkt abwesend, hat einfach etwas nicht „mitgekriegt“. Plötzliches, impulsives, nervöses Zucken kann ebenfalls Ausdruck einer Anfallserkrankung sein, das Impulsiv-Petit-Mal, das speziell in der Pubertät auftreten kann.

Der elfjährige Tom war mitten in der psychologischen Diagnostik bei Verdacht auf ADS, als ärztlicherseits ein Anfallsleiden festgestellt wurde. Alle Symptome wurden nun darauf zurückgeführt, der Junge wurde medikamentös eingestellt. Seine Lern- und sozialen Störungen, bei vermuteter sehr guter Intelligenz, verschlimmerten sich allerdings zunehmend und wurden für die ganze Familie zu einer erheblichen Belastung. Bei längeren psychiatrischen stationären Aufenthalten wurden immer wieder andere Diagnosen gestellt, bis dann nach zwei Jahren der Junge wieder vorgestellt wurde. Er befand sich in einem ausgesprochen schlechten Zustand. Tom: „Dass ich verrückt bin, weiß ich ja eh, dafür war ich jetzt lang genug in der Klapse. Du kannst mir jetzt bloß noch sagen, dass ich doof bin."

Kulturelle Unterschiede und Lernstörungen

Es muss daran gedacht werden, ob möglicherweise daneben ein ADS vorliegt.

Im Kleinkind- und Vorschulalter sind Kinder häufig unruhig. Diese reifungsbedingte Unruhe gehört nicht zur Gesamtproblematik des ADHS und ist genauso abzugrenzen wie kulturabhängige Temperamente. Dennoch gibt es auch süditalienische Kinder mit dem Aufmerksamkeitsdefizitsyndrom mit Hyperaktivität. Schwere Entwicklungsstörungen müssen erfasst sein, ebenso Milieuschäden, die zu Unruhe, Unaufmerksamkeit, Ablenkbarkeit etc. führen können.

Hör- und Sehstörungen sind abzuklären, ebenso Teilleistungsschwächen. Ein ADS kann daneben aber ohne weiteres zusätzlich bestehen.

Heiko, 4 Jahre, ist sehr unruhig, hört nicht, kaspert, macht Blödsinn. Die Sprachentwicklung ist auffällig, in der freien Beobachtung scheint das Kind Schwierigkeiten zu haben, auf akustische

Reize eindeutig zu reagieren. Medizinisch wurde eine schwere Innenohrschwerhörigkeit diagnostiziert, Heiko bekam Hörgeräte. Dagegen wehrte er sich wild und war nur mühsam mit verhaltensformenden, therapeutischen Ansätzen daran zu gewöhnen. Dies gelang gut, er erhielt auch Sprachtherapie, machte hier aber nicht richtig mit, blieb unruhig und impulsiv und sehr ablenkbar. Eine neuerliche Untersuchung im Alter von 5½ Jahren ergab die eindeutige Diagnose eines Aufmerksamkeitsdefizitsyndroms mit Hyperaktivität. Intensive Behandlung des ADS ermöglichte erst ein erfolgreiches Mitmachen bei der Sprachtherapie. Durch langjährige Elternberatung, Schulberatung, funktionelles Training zur Verlängerung der Daueraufmerksamkeitsspanne und zur Systematisierung beim Bearbeiten von Aufgaben konnte der Junge trotz seiner Mehrfachbehinderung einen guten Schulerfolg erzielen und ein gutes Selbstbewusstsein entwickeln.

Allergien und andere Erkrankungen

Unruhig sind auch Kinder, die juckende Hauterkrankungen haben. Unaufmerksam sind eigentlich alle allergisch erkrankten Kinder, zumindest, wenn ihre Allergie sie sehr plagt. Aber auch bei ihnen kann es dieses Syndrom geben.

Vermutungen bestehen, dass etwa 40 % aller Kinder mit Neurodermitis auch ein ADS haben.

Anzeichen von frühkindlichem Autismus, Schizophrenie, exogenen Psychosen, akute und chronische Vergiftungen sind deutlich vom ADHS zu unterscheiden.

Eine differentialdiagnostische Abgrenzung von Ängsten und Depressionen, bei denen ähnliche Symptome zu beobachten sind wie beim ADS, wird fachärztlich immer wieder gefordert.

Unruhe und Konzentrationsmangel können nachvollziehbar im akuten Stadium bei Angst und bei erheblichen seelischen Spannungszuständen auftreten, auch bei chronischen Konflikten wie etwa bei Trennung und Scheidung der Eltern oder bei Verwahrlosung.

Die häufigen Misserfolge des ADHS-Kindes und die verständnislosen Reaktionen der Umwelt führen bei ständiger Strafandrohung zu Erwartungsangst, Angst vor dem Versagen, besonders auch beim ADHS-Kind ohne Hyperaktivität. Hohe Anspannungszustände können Somatisierungstendenzen in Form von Kopf- und Bauchschmerzen auslösen.

1994 betont Hallowell, dass bis zu 30 % der ADHS-Patienten im Erwachsenenalter eine Angststörung haben.

Phobische Zustände, Schulverweigerung, speziell im Jugendlichenalter sind nicht selten zu beobachten.

Häufig suchen Eltern Hilfe, alarmiert durch traurige Äußerungen des Kindes, dass es lieber tot sei, lieber ins Krankenhaus wolle, als in die „dumme" Schule gehen zu müssen. Etikettierungen, ständige Vorwurfshaltung und Ausgrenzung führen zu ausgeprägt depressiver Symptomatik bei oft aggressiven Verhaltensweisen speziell des hyperaktiven Kindes.

Amerikanische Forscher erläutern eindringlich, dass Patienten mit einem unerkannten ADHS nach jahrelangem Erleben der Erniedrigung, des Aneckens und des Gefühls, wertlos zu sein, deutlich depressiv werden können.

Joseph Biederman stellte 1995 auf der 7. ChADD-Konferenz in Washington eine beeindruckende Untersuchung zur Sekundärerkrankung des ADS-Kindes vor. D. Ryffel-Rawak weist 2001 darauf hin, dass länger dauernde depressive Verstimmungszustände bei Erwachsenen mit ADHS sehr häufig sind.

Die Zahlen seiner Nachuntersuchungsstudie nach vier Jahren bei Jungen mit dem ADS sind beeindruckend, wobei Störungen des Sozialverhaltens und eine Angsterkrankung Vorhersagefaktoren für Drogenmissbrauch zu sein scheinen.

Suchtgefahr

Es gilt als gesichert: Der Patient mit dem ADHS ist suchtgefährdet, aber nur dann, wenn er an schweren psychischen Zusatzkrankheiten leidet, z. B. versucht, seine Angst zu dämpfen (u. a. mit Alkohol), Frustration mit exzessivem Essen mildern möchte, seinen Misserfolg mit Glück im Spiel kompensieren oder im Kaufrausch „ersticken“ möchte.

Wenn ihm alles egal ist, versucht er auch psychotrope Substanzen, „giftelt rum“.

Hallowell und Ratey betrachten Marihuana als gefährliche Droge, da sie im Gehirn Ruhe und gleichzeitig erhöhte Abenteuerlust auslöst, bei Entwickeln fabelhafter Phantasien und Ausdenken aller möglichen Utopien. Die Ablenkbarkeit wird jedoch größer, das Gedächtnis schlechter, die Motivation, sich mit Willenskraft zu steuern, sinkt. Wichtiges wird noch weiter aufgeschoben, es wird noch mehr getrödelt: Die ADHS-Problematik verschärft sich gravierend.

Ausgesprochen schwer zu behandelnde Erwachsene mit normalen psychiatrischen Erkrankungen sollten routinemäßig nach einem ADS im Hintergrund „abgeklopft“ werden – so auch Elternteile von betroffenen Kindern (Tzelepis et. al 1995).

Die Diagnose ist gestellt – und nun?

Die Diagnose ist häufig erst einmal Entlastung nach langem Suchen danach, warum das Kind/der Jugendliche so schwierig ist. Treffen Eltern dann auf andere, ebenfalls betroffene Eltern, verstärkt sich dieses Entlastungsmoment zunächst oft ganz erheblich.

Folgen für die Eltern

Bei intensiver Beschäftigung mit der Problematik, die das Syndrom ausmacht, dem Leben nur im Hier und Jetzt, dem mangelhaften Lernenkönnen aus Verhaltenserfahrungen von früher für das Heute und die Zukunft, verflüchtigt sich der Entlastungsfaktor allerdings in vielen Familien rasch wieder.

Eltern erkennen schnell, was auf sie zukommt, und sehen sich über lange Zeit hinaus massiv gefordert.

Sie sollten Hilfe erhalten können, die Symptomatik des Syndroms verstehen zu lernen und nachvollziehen zu können, warum sich das Kind/der Jugendliche so entwickelt hat, warum Aggression entsteht, der Rückzug von anderen und das Verweigern immer krasser wird.

Ein Behandler sollte nicht meinen, dass es ausreicht, die Eltern nur zu motivieren, ihr Kind so wie es ist anzunehmen und zu meinen, der Rest ergebe sich dann von allein.

Speziell dann, wenn zusätzliche Schwächen bestehen und/ oder sich im Verlauf einer Kinderentwicklung sekundäre Störungen drangehängt haben, möglicherweise oppositionelles Verhalten oder gestörtes Sozialverhalten, kann eine familiäre Beziehung empfindlich gestört sein. Eltern können so in die Hilflosigkeit gerutscht sein, dass sie innerlich resigniert haben, eventuell schon Fremderziehung erwogen haben.

Die Therapie wechseln?

Wesentliche Einstellungsänderungen bei den Eltern sind notwendig, allgemeine Erziehungsratschläge nützen wenig.

Irritiert durch die vielen unterschiedlichen Therapiemethoden, die in Deutschland angeboten werden, suchen verzweifelte Eltern dann von sich aus doch immer wieder neue Ansätze, die Heilung versprechen oder spontane Linderung der schlimmsten Problematik wie der Wutanfälle, des exzessiven Gebrauchs von Schimpfwörtern und der Unruhe. Oft ist viel Geduld im therapeutischen Bereich nötig, um den Eltern aufzuzeigen, dass sie lernen müssen, mit der Problematik des Kindes zu leben und nicht dagegen anzukämpfen.

Unter Umständen ist ein wiederholtes Erläutern der Basisproblematik notwendig. Ohne ein einfühlendes Verstehen der Symptomatik und der Lerngeschichte des Kindes wird das erzieherische Vorgehen der Eltern das Kind nicht erreichen.

Die Eltern müssen lernen, dass sich das Kind/der Jugendliche nicht verhalten kann wie andere Kinder, aber unter bestimmten Voraussetzungen durchaus zu lenken ist.

Die Rolle der Eltern

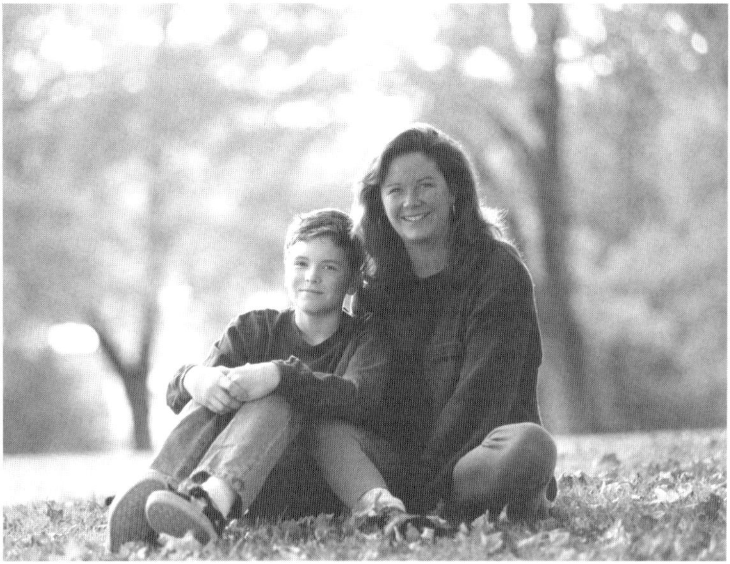

Die Kinder fordern ihre Eltern rund um die Uhr, ein Kinderleben lang.

Der selbst betroffene Elternteil – Vor- oder Nachteil?

Seine große Chance ist, sich in jeder Hinsicht in sein Kind einfühlen zu können, mit Erfolg in der Umsetzung, wenn er weiß, wie er selbst ist und was er wann von seinem Kind erwarten kann.

Vorteil: Das Kind besser verstehen

Auch er kennt das Gefühl, dass man theoretisch eigentlich immer will, aber das Durchhalten so schwierig ist und die Fehler einfach passieren.

Wie sein Kind kann er sich spontan unheimlich freuen, hat häufig einen feinen Sinn für Humor, mag es gern gemütlich, friedlich und harmonisch. Wie seinem Kind fällt es ihm schwer, dafür zu sorgen, dass das auch so bleibt.

Wie sein Kind ist er ausgesprochen einfühlend und liebevoll dem gegenüber, den er sympathisch findet. Fürsorglich, anhänglich und treu ist er, aber auch impulsiv oder, wie er selbst sagen würde, „spontan". Er kann wie sein Kind plötzlich eine Superidee haben und mit ungebremster Energie in einer faszinierenden Beschäftigung seiner Wahl aufgehen – zumindest solange die Begeisterung anhält.

Durch viele eigene, zum Teil recht schlechte Erfahrungen kann er nachvollziehen, wie weh es tut, zurückgewiesen, beschimpft und kritisiert zu werden.

Häufig hat er phasenweise auch schwierige Erfahrungen in der Schule machen müssen, fühlte sich selbst auch ungerecht behandelt, benachteiligt und bestraft.

Problem: Sich selbst annehmen

Rein theoretisch wäre er also der ideale Partner – aber eben nur theoretisch. Er hat seine eigene Geschichte, und das Kind konfrontiert ihn nicht nur angenehm damit. Die Leidensgeschichte hat bisweilen in der Erwachsenenzeit nicht aufgehört. Irgendwie spürt er noch immer, etwas anders zu sein, und schreibt das allen möglichen Ursachen zu. Schafft er es, zu lächeln und zu sagen „Tja, da sieht man, der Apfel fällt nicht weit vom Stamm“, kann er in entspannten Minuten auch mal etwas aus seiner Kinderzeit erzählen. Dies hat oft unschätzbaren Wert für das Kind/den Jugendlichen. Beim jüngeren Kind sollte er mit einer Selbstschilderung vorsichtiger sein, besonders beim hyperaktiven Kind, sonst muss er unter Umständen unerwartet in der Öffentlichkeit hören „Mein Papa hat gesagt, dass er auch immer Schimpfwörter gesagt hat“.

Sein großes Problem ist, dass er Probleme, die er von sich im Kind wiedererkennt – wie alle Eltern – gerne „wegerziehen“ möchte, und dies mit viel Antriebskraft.

Das Kind stellt für ihn eine maximale Herausforderung dar mit seiner Art, sich zu „ereignen“ statt sich zu verhalten. Mancherlei Hürden gilt es zu betrachten und gegebenenfalls mit Unterstützung des Therapeuten überspringbarer zu machen.

Das Kind als Spiegel und als Kränkung

Die Standardsätze „Ist doch mir egal“ oder „gleich“ beim Kind und Jugendlichen oder „Mach ich aber nicht“ betrachtet er als persönliche Kränkung. Selbst innerlich unruhig, macht ihn Trödeln und Langsamkeit seines Kindes rasend. Ist er eher selbst der langsam verträumte Typ, bringt ihn die Unruhe des Kindes zur Verzweiflung.

Selbst hypersensibel, alles auf sich beziehend, kämpft er mit der ewigen Motzerei seines Kindes und teilt dabei nicht selten selbst herb aus.

Der selbst betroffene Elternteil möchte gerne immer ein bisschen eingestellt sein auf das, was auf ihn zukommt. Er wird aber immer wieder mit der Uneinschätzbarkeit des Kinderverhaltens konfrontiert.

Mal muss Ruhe sein! Der fünfjährige Tom wird zum Legospielen geschickt, denn das tut er gern und bleibt eigentlich eine Weile dabei. Die Mutter möchte ein bisschen Zeitung lesen. Es ist so auffallend still, dass sie nach zehn Minuten nachschauen geht. Entsetzt muss sie feststellen, dass Tom im Bad hingebungsvoll das Waschbecken eingecremt hat. Er hatte ursprünglich Creme für die festsitzenden Legos haben wollen, hatte die Creme-

dose aber schon im Bad geöffnet und dann einfach ein bisschen hier und da geschmiert.

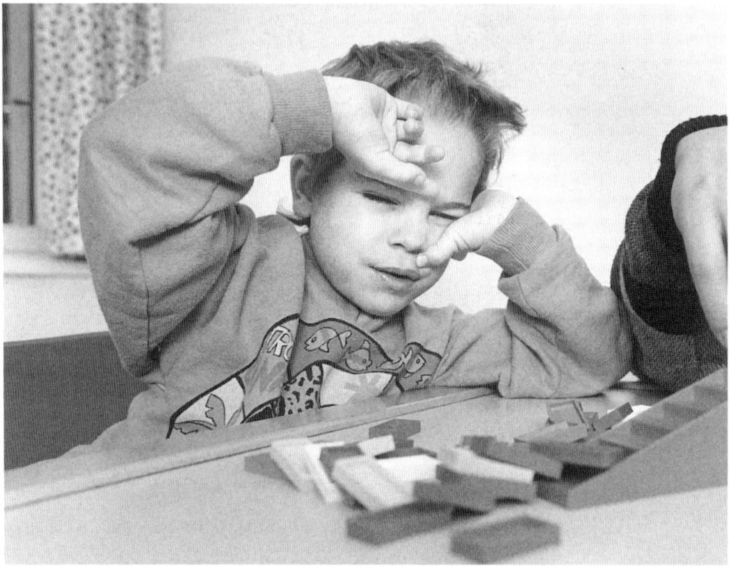

„Überrascht", kann der selbst betroffene Elternteil extrem schnell furchtbar sauer, enttäuscht und traurig sein – wie sein Kind.

Der selbst betroffene Elternteil kommt dann selbst vom Hundertsten ins Tausendste und ist mit dem Kind sofort in heißer Diskussion. Massive Erregungssteigerung auf beiden Seiten ist die Folge. Auch er hat ein „Elefantengedächtnis“ für Kleinigkeiten. In der Vorwurfshaltung läuft er Gefahr, alles hervorzuholen, was das Kind schon mal falsch gemacht hat. Das Kind rechtfertigt sich verletzt und extrem. Es wird lauter, der Eklat ist vorprogrammiert.

Daneben kann der selbst betroffene Elternteil gutmütig aber auch ganz schnell wieder vergessen, spontan Mitleid mit dem verzweifelten Kind bekommen, speziell wenn die Erregung des Erwachsenen abgeklungen ist. Er kann dann sofort wieder einlenken, Extravergünstigungen geben, nachgeben, inkonsequent sein.

Übertragene Ängste

Sein hohes Eigenanspruchsniveau ist nicht selten problematisch für das Kind. Bei kindlichem Versagen sieht für den selbst betroffenen Elternteil die Zukunft spontan so düster aus, dass er nur noch Schrecklichstes sieht – und auch sagt.

Dem Kind wird weiteres Versagen oft regelrecht „verschrieben".

„Kind, du bist doch jetzt schon dreizehn Jahre alt! Wenn du jetzt nicht beginnst, für bessere Noten zu arbeiten und dich richtig anzustrengen, wirst du wieder die Klasse nicht schaffen! Dann müsstest du ja von der Schule! Und es hat noch nie gut ausgesehen in einem Lebenslauf, wenn man von einem Schultyp auf den anderen umsteigen musste, nach unten! Wenn du dann nur überhaupt einen Schulabschluss schaffst! Denn so, wie das zur Zeit aussieht, versagst du ja nur noch! Und ohne Schulabschluss ist eben kein Beruf möglich! Willst du denn in der Gosse landen!? Oder es bleibt nur die Müllabfuhr! Die Sorgen, die ich mir schon wegen dir machen musste! Hört das denn nie auf?!"

Die Stimmungslabilität des selbst betroffenen Elternteils und die des Kindes schaukeln sich oft auf, sodass beide dann manchmal nicht mehr ein noch aus wissen.

Sven, sechs Jahre, soll in die Schule kommen. Seine Mutter ist sich nicht so sicher, ob das die richtige Entscheidung sein wird. Sie lässt sich an vielen Stellen beraten, kommt mal eher entspannt optimistisch, mal skeptisch nach Hause. Sven kriegt alles mit.

Kurz nach Schulbeginn kommt Sven einmal etwas missgestimmt nach Hause und findet die Schule gar nicht gut, lieber würde er zu Hause bleiben. Er weint, und die Mutter wird sofort wieder unsicher. Am nächsten Morgen begleitet sie Sven zur Schule, damit es der Junge nicht so schwer hat. Die Besorgnis der Mutter spürend, erzählt er ihr, dass er ein bisschen Angst hat vor der Lehrerin, weil die schreit. Die irritierte Mutter gibt Sven beim Abschied ein liebes Küsschen und tröstet ihn, dass ja bald Mittag sei und dass er keine Angst vor der Lehrerin haben muss. Nun hat Sven Angst, er will auf keinen Fall in die Schule und klammert sich an die hilflos erregte Mutter, die jetzt selbst Angst vor der Situation bekommt. Das steigert Svens Angst noch mehr, er bekommt Bauchweh und darf mit nach Hause gehen. Am nächsten Morgen hat Sven Bauchweh.

Verhalten in Krisensituationen

Fremdurteile über das Kind können zerstörerisch wirken.

Hat der selbst betroffene Elternteil, in seiner Sozialisation und antriebsdruckbedingt, eher gelernt, Eigenanteile im Verhalten und bei Kommunikationsschwierigkeiten unterzubewerten (schuld sind vorwiegend andere), wird er dazu neigen, im Affekt sein Gegenüber „plattzuwalzen".
Bewertet er Eigenanteile eher über, grämt er sich über eigenes Versagen mit Resignation und jammernden Appellen – schwierig in Krisensituationen.

Die Lehrerin ist aufgebracht: „Ihr Kind kann sich wirklich nicht benehmen! Mutwillig hat es der Beate das Heft zerrissen. Sie werden sehen, wenn es so weitermacht, wird es mal straffällig!"

Je mehr Information der selbst betroffene Elternteil über das ADS einholen kann, desto besser wird er sein Kind und sich selbst verstehen lernen und unterstützende Strategien entwickeln können.

Wichtig ist, Aussagen extremer Art über das Kind nochmal in aller Ruhe daraufhin zu analysieren, ob der Inhalt angebracht, berechtigt und gültig ist.

Möchte der selbst betroffene Elternteil seinem Kind helfen, wovon grundsätzlich auszugehen ist, muss er sich intensiv damit auseinandersetzen, dass er und sein Kind nun eben diesen „Wahrnehmungsstil" haben. Als Erwachsener hat er aber die Chance, unter Zuhilfenahme seiner ausgereiften Denkfähigkeit und seines Wissens, das Kind in eine verbesserte Selbststeuerung zu führen. Dies ist schwierig, manchmal sogar sehr schwierig, aber nicht hoffnungslos.

Überlegenes Krisenmanagement

Gefährliche Kollisionspunkte muss er kennenlernen. Er verzettelt sich oft, packt in zu kurze Zeiträume zu viel hinein. Er und sein Kind kommen dadurch in Hektik, mit spontan abnehmender Leistungsfähigkeit. Er fühlt sich genervt und treibt – das Kind trödelt und bockt.

Das ist zwar leicht gesagt, muss aber mühsamst eingeübt werden.

Spürt er, dass sein Erregungsniveau hoch ist, ist es sinnvoll, „Er geht aus dem Feld“ oder beendet das Thema für den Moment. Er muss aber seinem Kind und seinem Partner ankündigen, dass er dies in Zukunft tun wird, zumal es ohne Ankündigung falsch verstanden werden kann und als Liebesentzug oder Desinteresse gewertet werden könnte.

Genauso wenig wie er mit Wünschen oder Forderungen „überfallen“ werden möchte, darf er sein Kind „überfallen“. Stellt er sich auf Familienfrieden ein, mit viel Harmonie, sabotiert er sich und seine Familie selbst. Notfalls sollte der betroffene Elternteil, bevor er abends nach Hause kommt oder bevor er mit dem Kind an die Hausaufgaben geht, sich nochmals ganz deutlich bewusst machen, was jetzt auf ihn zukommen wird.

Nach einem hektischen Arbeitstag und einem Stau im Berufsverkehr fährt der Vater endlich in den Hof. Das neue Fahrrad des Sohnes liegt achtlos vor der Garage. Die Fahrradpumpe fehlt. Er kommt ins Haus. Alle Schuhe der Kinder liegen durcheinander, aus dem Wohnzimmer dringt Gebrüll „Das ist gemein! Immer muss ich alles machen!“ Er betritt das Wohnzimmer, sieht das wutverzerrte Gesicht seiner Frau und fragt entnervt „Was ist denn hier schon wieder los, warum schreist du denn schon wieder mit dem Jungen?“ Seine Frau schaut gequält auf und stöhnt

„Wenn du wüsstest, was heut schon wieder alles war." Der Sohn unter Tränen „Aber ich kann doch gar nichts dafür, der blöde Bodo ist so ein Drecksack." Darauf der Vater, dessen Erregung nun auch ganz oben ist: „Du willst also sagen, er hat dir die Fahrradpumpe genommen, einfach so? Es ist nicht zum Aushalten, das war doch dein ganz neues Rad, nichts klappt in diesem Laden! Dabei hab ich mir doch so meinen Feierabend verdient!"

Eine gefährliche Situation für alle. Der Vater hat keine genaue Kenntnis darüber, was wirklich im Vorfeld passiert ist, agiert aber mit. Der jetzt einsetzende Streit scheint unvermeidlich, und die vom Vater ersehnte Feierabendruhe ist dahin.

Was gar nicht weiterhilft

Einfühlsame und kompetente Elternanleitung ohne Vorwurfshaltung tut dringlich Not.

Sehr salopp und wenig hilfreich wäre nun die Äußerung: „Klar, chaotische Eltern, chaotisches Kind. Die Ehe ist bei diesem Verhalten des Mannes sicher auch belastet."

ADS-Kinder und -Jugendliche sind leider in sich schwierig. Auch in Adoptivfamilien, in denen sicher kein Erwachsener diesen Wahrnehmungsstil hat, sind die Eltern extrem gefordert.

Die Eltern brauchen nicht nur Beratung und Klärung der erzieherischen Verantwortlichkeit, da die primär organischen Ursachen das System Familie in ganz spezieller Form belasten.

Das Elterntraining

Elternschulung wird als „Basisbaustein in der Therapie" gesehen.

Eltern brauchen ausführliche Informationen über die Störung selbst und die daraus entstehenden Konsequenzen und müssen sich mit den Gegebenheiten, der leidvollen Vergangenheit und den Perspektiven auseinandersetzen. Mit anderen betroffenen Eltern gemeinsam, so zeigt die Erfahrung, geht es zunächst leichter, als wenn die Familie zusammen mit einem Therapeuten ganz auf sich gestellt ist und nur ihre spezielle Konstellation sieht. Nachfolgend wird dieses Modell des Elterntrainings im Ansatz beschrieben, und thematische Schwerpunkte werden in den anschließenden Kapiteln vertieft.

Die Elterngruppe

In einer Gruppe von Eltern (nach Altersstufen der Kinder zusammengestellt) wird nach einer Kennenlernrunde gebeten, einfach alles zu erzählen, was schwierig ist und stört. Rasch nicken viele, wenn einer erzählt, wie mühsam die Hausaufgaben sind oder wie negativ die Umwelt reagiert. Genügend Zeit ist hier erforderlich, damit jeder wirklich das artikulieren kann, was ihm am Herzen liegt. Sorgsam, mit viel Gruppenerfahrung, muss der Trainer alle Beteiligten im Blick haben und die Erwartungen zusammentragen.

Auf die Frage des Trainers nach den positiven Eigenschaften und den Stärken der Kinder tritt meist erst einmal eine verblüffte, nachdenkliche Stille ein.

Der Trainer

Anschließende ausführliche, visuell unterstützte Erläuterung und Demonstration der gegenwärtigen Forschungsergebnisse auf neurophysiologischer Ebene mit funktionellem Erläutern der Symptomatik und der Möglichkeiten der lerngeschichtlichen Entwicklung sind Voraussetzung für einfühlendes Verstehen.

Sensibel muss der Trainer auf die Anteile der Symptomatik hinweisen, die unveränderbar sind und akzeptiert werden müssen, als Basis für die notwendige Einstellungsänderung, die bei den Eltern erfolgen muss.

In diesem Zusammenhang muss auch erläutert werden, was ein Kind in welchem Alter kann. Es muss z. B. zwölf Jahre alt werden, bevor es deutend vorwegnehmen kann, wie ein anderer seine Handlung sieht und wie dieser darauf reagieren wird.

Im Rollenspiel wird demonstriert, wie sich „Kommunikationsfehler" auswirken, was in den Kindern vorgeht.

Die Betonung der Stärken der Kinder mit Aufzeigen von Möglichkeiten, diese positiv im Alltag zu nutzen, erfolgt mit Anleitung zum ruhigen, gelassenen und sehr konsequenten Erziehungsstil auf der Basis des liebevollen Angenommenseins und des Wissens um die Problematik, mit konkreten Hilfen zur Strukturierung und Verbesserung der familiären Interaktion.

Heißt das, ich muss umdenken?!

Familienglück, wie es in der Werbung schillernd und verlockend dargestellt wird, gibt es in Familien mit ADS nicht.

Eltern müssen zu der Einstellung gelangen, dass das Erziehen ihres Kindes eine Herausforderung darstellt, die einerseits Nerven kostet, andererseits aber erstarken lässt. Der Weg ist heute noch sehr dornig, zumal Eltern immer wieder vom Umfeld des Kindes damit konfrontiert werden, dass es die Erkrankung ja gar nicht gebe, dass sie selbst schuld seien und dass sie die Diagnose nur als Entschuldigung benützen wollten.

Schwierig ist es auch, die Einstellung zu gewinnen, immer wieder aufs Neue mit Überraschungen durch das Kind rechnen zu müssen. Grenzen werden ständig „ausgetestet", das Kind kann nicht warten, ständig fällt ihm etwas ein.

Besser, man macht sich auf alles gefasst, nach dem Motto „Ich weiß ja, von wem es kommt". Harmonie gibt es erst, wenn das Kind erwachsen ist und sich dabei ein positives Selbstbild aufbauen konnte.

Das Kind kämpft gegen den Elternteil, der die Rolle als „Supervisor", „Hilfslehrer" oder „Oberaufseher" einnimmt.

Die wohl am schwersten wiegende Einstellungsänderung

Eltern müssen sich damit auseinandersetzen, noch lange „Überwachungsfunktion" für ihr Kind wahrnehmen zu müssen, mit der Erwartung, in dieser Funktion lang anhaltend bekämpft zu werden. Der Elternteil, der diese Aufgaben übernimmt, muss wissen und zu der Überzeugung kommen, dass dieser Kampf ausschließlich diesem Rollenanteil seiner Person gilt und nicht ihm als ganzer Person. Dies ist wichtig bei Einwürfen wie „Warum hast du mich überhaupt auf die Welt gebracht, wenn du mich so quälen willst?“, „Niemand hat mich lieb“, „Immer ziehst du die Judith vor, mich kannst du gar nicht leiden“, „Du bist die blödeste Mutter, die es auf der ganzen Welt gibt“, „Alle dürfen spielen gehen, bloß ich muss immer die Scheiß-Hausaufgaben machen.“

Das Kind/der Jugendliche braucht positiven und korrigierenden Kontakt zum Umfeld als Echo und Spiegel für die eigene Aktion, die eigenen Gedanken, da es syndrombedingt die Selbststeuerung und Selbstorganisation erst mühsam lernen muss.

Von der modernen pädagogischen Überzeugung, ein Kind früh in die Selbstständigkeit zu entlassen, müssen Eltern von ADS-Kindern komplett Abstand nehmen.

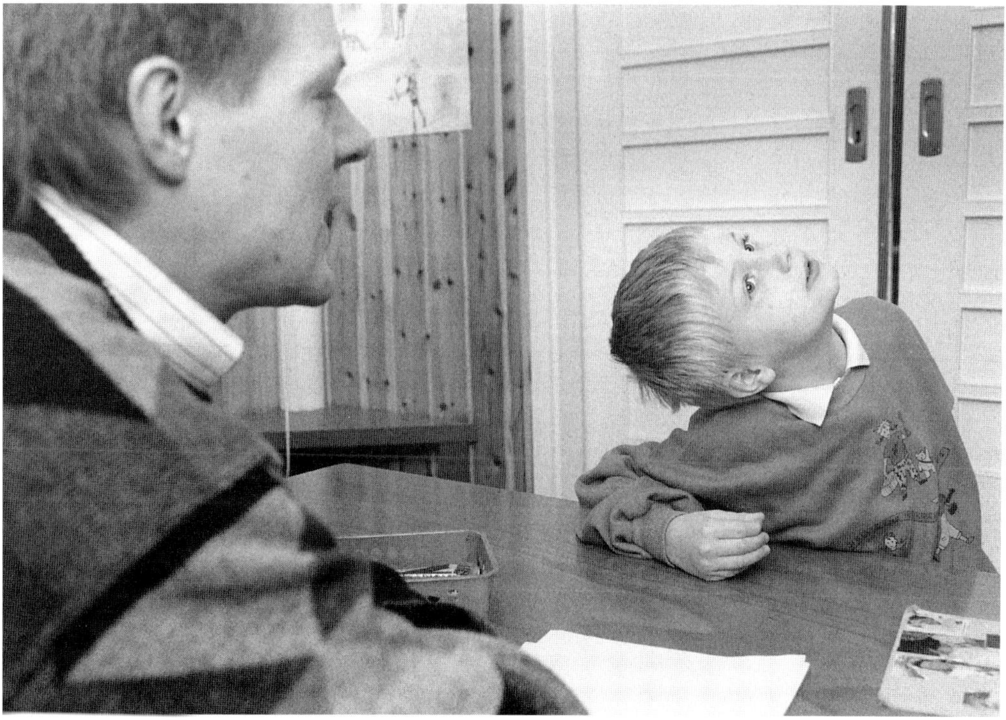

Der schwierige Alltag

Diese Kinder und Jugendlichen fordern ihre Eltern rund um die Uhr, ein Kinderleben lang.

Es ist schwierig, zu der Erkenntnis kommen zu müssen, dass eigentlich der gesamte Alltag durchgeplant und durchstrukturiert werden muss – auch Wochenenden und Ferien, da das Kind/der Jugendliche/der Erwachsene (sofern ein Elternteil beteiligt ist) sonst ins „Trudeln" gerät, mit der Wahrscheinlichkeit intensiver Konflikte.

Es gilt, sich von seinen Traumvorstellungen zu verabschieden, wie man sein Kind idealerweise erziehen wollte. Gott sei Dank gibt es aber auch immer wieder ausgesprochen sonnige Momente.

Unter dem Aspekt, dass zu jeder Erziehung eine Beziehung zwingend notwendig ist, ist es dringend erforderlich, den Eltern Hilfestellung zu geben. Eine Hilfestellung zu der Überzeugung, dass das Kind wenigstens einen Menschen in jedem Lebensabschnitt braucht, der an es glaubt und der eine unterstützende, positive Begleiterfunktion übernimmt.

Die Realität akzeptieren

Erfolg in der Therapie bei einem Kind/Jugendlichen/Erwachsenen mit dem ADS gibt es nur, wenn bestimmte Eigenheiten und Phänomene akzeptiert werden:

- Das Syndrom besteht. Mit diesem Wahrnehmungsstil wird alles Mögliche registriert, nebenher gelernt, die Umsetzung erfolgt mit mangelhafter Steuerungsfähigkeit. Das Kind/der Jugendliche kann nicht in ein „normgesteuertes" Kind verwandelt werden.
- Es besteht eine Hypersensitivität, die mit gefühlsmäßiger Impulsivität gekoppelt ist. Der Effekt ist eine ausgeprägte Personenbezogenheit und Kritikempfindlichkeit. Die Stimmung kann wegen einer winzigen Kleinigkeit sofort umschlagen.
- Der Gerechtigkeitssinn besteht mit allen Auswirkungen. „Ungerechte" Handlungen, Meinungen, Aussagen werden

augenblicklich identifiziert und führen gleich zu einer emotionalen Reaktion, unüberhör- und unübersehbar.

- Die meisten Kinder schlafen weniger und in einem anderen Rhythmus als normgesteuerte Kinder. Das Gehirn braucht lange, um „abschalten" zu können. Viele brauchen morgens eine lange Anlaufphase und können nichts für ihre Morgenmuffligkeit.
- Ihre Aufmerksamkeits- und Selbststeuerungsproblematik ist phasenweise schlimmer oder besser, ohne dass es jedes Mal einen schlüssigen, erklärenden Anlass gibt.
- Aufnahme von Körperkontakt (Schmusen) geht nur bei positiver Resonanz der Bezugsperson. Sie darf nie erzwungen werden und einengend wirken. Viele Kinder mögen am liebsten Rückenkraulen.
- In der Impulsivität jünger wirkend, bei glasklarem Erkennen eines Zusammenhangs und impulsiven Benennens oft, krass widersprüchlich, auffallend reif (meist verkannt als altklug, überheblich) hat das Kind/der Jugendliche Schwierigkeiten mit Gleichaltrigen. Es springt mit den Gedanken, tut plötzlich etwas, was nicht vorhersagbar ist, redet dazwischen oder von etwas, was nicht zum Thema gehört, unterbricht ein Spiel, hält sich nicht an Spielregeln, flippt schnell aus oder wirkt beleidigt. Andere fühlen sich gestört, haben bisweilen das Gefühl, dass der ein bisschen „neben der Mütze ist", dass „im Oberstübchen" etwas nicht stimmt.
- Mit wesentlich älteren (die vorwiegend das „schnelle Kapieren" bei interessierter Offenheit und Beeinflussbarkeit schätzen) oder jüngeren Kindern (die von der spontanen Hilfsbereitschaft und Fürsorglichkeit sowie den rasch wechselnden Spielideen profitieren) klappt es in der Regel besser. Mit Gleichaltrigen geht es auch, wenn sie denselben Wahrnehmungsstil und/oder nur die gegenläufige Temperamentslage haben, speziell im Kindes- und Jugendalter.

- Direkt nach einer Situation befragt, kann das Kind/der Jugendliche nichts oder nur wenig berichten, später dafür umso mehr.
- Bei schnellem Schreiben wird die Schrift schlecht, häufig fast unleserlich, bei sichtlich mangelhaftem Dosierenkönnen grober Kraft in der graphomotorischen Umsetzung.

Was kann das Kind?

Eltern kennen in der Regel die guten Eigenschaften ihrer Kinder schon, brauchen aber oft Hilfe, diese auch entsprechend wertzuschätzen und einzusetzen.

Die Mutter kann das Kind entnervt anbrüllen: „Warum hast du denn schon wieder meine Schere weggenommen, bring sie sofort hierher!“ Das Kind kann sich „im Moment“ nicht entsinnen, fühlt sich ungerecht behandelt und kontert sauer, dass es keine Ahnung habe, wo das Ding ist. Ein Gedanke an Suchen entsteht nicht, sondern nur das spontane Gefühl: „Blöde Mama, soll sie doch selber suchen!“

Fragt die Mutter hingegen freundlich, nachdenklich: „Du, ich weiß einfach nicht mehr, wo ich zuletzt die Schere hingelegt habe, könntest du mir vielleicht suchen helfen?“, wird dies beim Kind viel eher eine erwünschte Reaktion hervorrufen: Die zerstreute Mama braucht Hilfe.

Aufträge interessant machen

Zupackendes Mitarbeiten mit auch mal interessanten Aufträgen kann gezielt eingesetzt werden, und dafür kann man loben.

Fordernde Aufgaben sind spannend, die Motivation steigt, die Steuerungsfähigkeit damit auch. Eigenständiges Erledigen mit positivem Ausgang macht stolz, das Selbstwertgefühl steigt.

Die interessierte Offenheit kann genutzt werden mit gezielten „Forschungsaufträgen" (herausfinden, wann die Badeanstalt wieder aufmacht; wo wohl der schönste Zeltplatz für den nächsten Urlaub ist;

in der Schule der Auftrag, im Sachunterricht möglichst viel über eine Stadt herauszufinden).

Bei gutem Orientierungssinn kann das Kind einen Auftrag als „Lotse" bekommen, z. B. den Weg zurück zum Parkplatz zu finden.

Begeistert und sehr gesteuert gehen die Kinder gern einer außerfamiliären Drittperson zur Hand.

Stefan, neun Jahre, hilft beim Bauern emsig, umsichtig und geschickt im Stall, kennt jedes Tier mit seinen individuellen Bedürfnissen und denkt richtig mit.

Bernhard, zwölf Jahre, arbeitet beim Schrotthändler, der ohne ihn im Lager gar nicht mehr zurechtkäme.

Der computerbegeisterte Bastian, vierzehn Jahre, gibt schnell und sehr genau beim Onkel, der Steuerberater ist, die Buchhaltung ein und arbeitet sich gerade in die Vernetzung der vier PCs ein.

Leistungsinseln erkennen und verbinden

Wichtig ist, die „Leistungsinseln der Kompetenz" nicht nur zu erkennen, sondern auch auszubauen und den Kindern die Möglichkeit zu geben, sich darin auch auszuleben, zur Verbesserung ihres Selbstwertgefühls.

Hier kann aber Selbstvertrauen über die wesentliche Erfahrung aufgebaut werden, dass man doch etwas kann und dass man wichtig ist.

Der zehnjährige Christian scheint trotz Diagnosestellung, Medikation und konsequenter, einschätzbarer Erziehung mit viel Struktur irgendwie nicht „erreichbar" zu sein. Er kapselt sich ab, fühlt sich dumm, bleibt depressiv verstimmt. Gerne jedoch besucht er den Großvater, einen noch aktiven Handwerker, dem er gern zuschaut.

Zufällig entdeckt die Therapeutin, dass der Junge im Fachbereich, in dem der Großvater tätig ist, ungeheuer viel weiß. Auf Nachfragen packt er erstmals begeistert aus und blüht dabei regelrecht auf. Als er nun vermehrt in dieser Hinsicht gefordert wird, sein Wissen Anerkennung findet, sein Tun Bewunderung erfährt, erlebt der Junge für sich einen erheblichen Kompetenzzuwachs, der sich auf seine allgemeine Anstrengungsbereitschaft auswirkt – verblüffend schnell und verblüffend intensiv.

Talente aufspüren

Technische, musische, sportliche Begabungen sollten möglichst früh erkannt und ausgebaut werden, auch wenn diese Begabungen für den Schulerfolg nicht erheblich sind. Der Entstehung von Sekundärstörungen kann damit wirkungsvoll vorgebeugt werden.

Moritz, zwölf Jahre, träumt viel, ist nie bei der Sache. Er kann schlecht lesen und macht viele Rechtschreibfehler. Englischlernen ist für ihn mühsam und die Schule ein böses Thema.

Beim Technischen Hilfswerk ist er aber „der gesuchte Mann", unermüdlich einsatzbereit, kreativ und pfiffig. Hier bekommt er Anerkennung und wird gebraucht. Seit er in seiner Ortsgruppe dabei ist, blüht der Junge regelrecht auf.

Julia, dreizehn Jahre, ist nicht so sehr beliebt bei ihren Klassenkameraden durch ihre „komische" Art. Alle halten sie für albern, kindisch, unverständlich und angeberisch.

Doch in der Theatergruppe beeindruckt sie immer dadurch, wie gut sie sich in eine andere Person hineinversetzen und intensiv deren Gefühle zum Ausdruck bringen kann.

Schönheitssinn respektieren

Das ADS-Kind/der Jugendliche/der Erwachsene hat ein ausgeprägtes ästhetisches Empfinden, zumeist einen sehr guten Farbgeschmack, ein „sensibles" Näschen für Gerüche und ist als Berater zu empfehlen (für sich selbst entscheiden ist schwer – für andere klappt es dafür umso besser). Und bitte nicht wehren, wenn zum x-ten Mal das Zimmer umgestellt oder umdekoriert wird; denn bei allem Chaos braucht mans schön – oder ganz im Gegenteil, haust man am liebsten in einer „Räuberhöhle".

Was können wir zu Hause tun?

Erfahrungsgemäß gibt es Tiefs bei diesen Kindern, in Abhängigkeit von Jahresereignissen wie z. B. Weihnachten. Zu beobachten sind diese Schwankungen aber auch im Zusammenhang mit Wetterumschwüngen und Vollmond. Auch subjektive Vergleiche, die das Kind plötzlich und unerwartet mit Gleichaltrigen anstellt, können zu einer schwierigen Episode führen.

Gute Phasen nutzen

In schwierigen Phasen gilt als oberstes Motto „Nur nicht zu früh verzweifeln".

Phasenweise kann es mit einem solchen Kind recht gut gehen. Diese Phasen sollten Eltern nutzen, um sich zu erholen und aufzutanken. Bis man allerdings dem Motto „Nur nicht zu früh verzweifeln" entsprechend reagieren kann, muss ein anstrengender und weiter Weg gegangen werden, der sich aber lohnt.

Je mehr Eltern über das ADS wissen, sich in ihr Kind (und auch unter Umständen in sich selber, wenn sie selbst betroffen sind) verstehend einfühlen, desto leichter fällt die Erziehung. Jedoch: Mit ADS-Kindern/Jugendlichen umzugehen

Eine echte Hürde ist, dass ADS-Kinder/Jugendliche typischerweise noch weniger von ihren Eltern direkt annehmen als andere Kinder.

Schon kleine Kinder spüren, dass hinter diesen Formulierungen Inhalte stecken, die nicht positiv sind.

Aussagen wie „Begreif doch endlich" oder „Kannst du nicht wenigstens" signalisieren dem Kind, dass es offensichtlich zu dumm ist.

ist zeitaufwändiger und darf nicht mit dem Umgang mit „normgesteuerten" Kindern verglichen werden.

Der Widerspruchsgeist der Kinder resultiert einmal aus ihrem Wahrnehmungsstil mit dem ausgeprägten sofortigen Bestreben, dass die Kinder das, was sie sich in den Kopf gesetzt haben, sofort umsetzen wollen und größte Schwierigkeiten haben, ihre Handlungen zu verzögern. Zum zweiten ist es aber auch lerngeschichtlich zu erklären aus der Kritik, die typischerweise bereits in früher Kinderzeit dem Kind gegenüber geäußert wird mit Formulierungen wie:

„Was machst du da wieder!?"
„Wie oft soll ich dir eigentlich noch sagen?"
„Das ist doch jedes Mal das Gleiche mit dir!"
„Nie machst du das, was man dir sagt!"
„Was soll ich denn noch alles machen, damit du endlich ..."
„Das ist ja wieder typisch!"
„Begreif doch endlich, dass ..."

Kritik der Eltern verschlimmert die Lage

Je länger sich die Lerngeschichte unentdeckt weiterentwickelt, desto häufiger fallen bei kritischen Situationen Wörter wie „nie", „jedes Mal", „immer". Das Kind fühlt sich dabei schlicht fehleingeschätzt, nicht selten verkannt, es wollte das ja gar nicht. Und so entwickelt es Abwehr und „hört weg".

Aussagen wie „Nur wegen dir" oder „Wenn du nicht schon wieder" beinhalten deutliche Schuldzuweisungen und Enttäuschungen. Es ist nicht einmal nötig, direkte Etikettierungen anzubringen wie „Du bist", „Du kannst nicht". Unerheblich ist hierbei, ob das Kind verträumt oder hyperaktiv ist! Das Kind/der Jugendliche spürt die negative Grundhaltung der Eltern, wird traurig, besorgt oder sehr betroffen und erlebt gefühlsmäßig: „Alles, was ich mache, ist falsch." Wahrnehmungsstilbedingt strömt zuviel auf es ein, es kann sich nicht so steuern, wie es soll. Es motzt, eckt an, schusselt, bleibt zu kurz bei der Sache, ist desorganisiert. Das spürt es auch vorbewusst und wird selbst ärgerlich darüber. Unterstützung könnte es brauchen, aber nicht Kommentare allgemeiner Art, die ihm sein Fehlfunktionieren noch bestätigen (das ist ja dann nur noch zum Verzweifeln!).

Die Verzweiflung äußert das Kind mit Impulsivität/Hyperaktivität laut und sofort; das Kind ohne Hyperaktivität reagiert auch negativ impulsiv – es „zieht ein Gesicht“.

Konstruktive Kritik anbringen

Die erste Lektion, die Eltern unbedingt im Umgang mit ihrem ADS-Kind lernen müssen, ist das Anbringen konstruktiver Kritik in der Situation. Dies setzt aber voraus, dass sie wissen, dass das Kind sie nicht persönlich meint mit dem, was immer und immer wieder aus Elternsicht „schief läuft“. Bei schwierigen Äußerungen muss daher überlegt werden, dass jeglicher Unmut sofort „durch das Gehege der Zähne“ durchrutscht.

Das ADS-Kind erkennt sofort die Stärken und Schwächen des Gegenübers und damit seine Chance, vorwiegend das machen zu können, wozu es Lust hat.

Kein Kind mit dem ADS steht morgens auf, um Mama und Papa bewusst und vorsätzlich zu ärgern!

Das ADS-Kind bekommt jede Regung, jede Stimmung mit, es checkt in Bruchteilen von Sekunden im Gesicht des erwachsenen Gegenübers ab, „wie der drauf ist“. Es setzt, ohne dass es dies bewusst forciert, nun alles daran, interessanterem Tun nachzukommen als dem, was von ihm eingefordert wird.

Peter soll Hausaufgaben machen. Er packt sein Heft aus, die Mutter muss über eine „Verzierung“, die er von sich aus in der Schule angebracht hat, unwillkürlich lächeln, vor allem, da Peter einen stolzen Kommentar äußert. Dies sofort erkennend, beginnt Peter mit der Mutter nun eine Diskussion darüber, ob man denn gleich nach den Hausaufgaben auch zum Schwimmbad gehen könnte und nicht vielleicht vorher schon die Schwimmsachen zusammenräumen sollte. Die Mutter lässt sich, gerade in guter Stimmung, auf diese Fragestellung ein, worauf Peter gleich laut überlegt, was man da alles mitnehmen könnte. Er will aufstehen, um die Sachen zusammenzupacken, und reagiert sehr unwillig, als die Mutter ihn dann zu den Hausaufgaben zurückholen will.

„Sprechdurchfall"

Erläuterungen, Erklärungen und moralisierende Appelle nützen nichts. Sie treiben lediglich das Erregungsniveau des Kindes (und auch des Erwachsenen) in die Höhe.

Die häufigen Unmutsäußerungen des Kindes nimmt man möglichst niemals persönlich und stellt sich dabei vor, man hätte ein kleines Eimerchen an einem besonderen Haken an der Schulter hängen, in das all diese Ausdrücke hineinplumpsen. Einmal pro Tag kann man dann ja symbolischerweise auf die Toilette gehen, dieses Eimerchen ausgießen und zweimal kräftig nachspülen.

Soll eine Situation schimpfwortfrei werden, z. B. am Mittagstisch, ist es sinnvoll, ein so genanntes „Schimpfwortsparschwein" aufzustellen, in das von jedem Familienmitglied, das einen fäkalsprachlichen Ausdruck benutzt, ein Geldstück hinein geworfen werden muss. Dieses Sparschwein nimmt anfangs recht rasch zu, leidet aber bei konsequenter Durchführung spätestens nach drei Wochen an ausgeprägter Magersucht.

Wie kann ich es nur schaffen, ruhig und gelassen zu sein?

Meine jahrelange Arbeit mit diesen Kindern und Jugendlichen bestätigt täglich die hypersensible Reaktion auf Personen. Die beste Technik, das beste Wissen über die Störung helfen nicht, wenn das „Wie" in der Interaktion nicht oder nicht ganz stimmt und man an der Hürde des hochschießenden Erregungsniveaus scheitert.

Die junge, gut ausgebildete Therapeutin will Christian, fünf Jahre, aus dem Wartezimmer zur ersten Therapiestunde abholen. Von den Kollegen hatte sie schon erfahren, dass der Junge in der Testphase sehr schwierig war, aggressiv weinerlich, mit Beleidigungen und blitzschnellen körperlichen Attacken reagierte. Etwas skeptisch und vorsichtig, aber freundlich nähert sie sich dem Kind, geht in die Hocke und beginnt im Kleinkindton zu ihm zu sprechen: „Hallo Christian, ich bin die Anne. Hast du Lust, mit mir ein bisschen zu spielen?“ Christian checkt kurz ab, was da auf ihn zukommt, und gibt, die Hände an der Hosennaht, lakonisch zurück: „Mach dich vom Acker, du Sau!“ Ein neuer Therapeut musste gesucht werden.

Selbstsicherheit zeigen

Dass er in der Therapie etwas tun sollte, hatte er bereits mitbekommen. Er sollte lernen, richtig hinzugucken. Dazu hatte er keine Lust. Christian hatte bemerkt, dass die Therapeutin innerlich etwas zitterte und unsicher war. Ein ADS-Kind erkennt dies sofort und nutzt die Schwachstelle zu seinem Vorteil aus. Die Signale dieser Therapeutin waren für ihn nicht deutlich genug, um eine entsprechende Orientierungsreaktion auszulösen. Interesse für die Person konnte so nicht entstehen. Der Therapeut muss in seiner Art des Auftretens eindeutig, motivierend, dabei innerlich ruhig werden, wenn er etwas erreichen möchte.

Das Kind spürt sofort, wann das Gegenüber nicht mehr Herr der Lage ist, wird kurz unsicher und prescht dann impulsiv im eigenen Tun vor.

Neben der Einstellungsänderung kann ein Vorstellungsbild hilfreich sein, mit dem Eltern sich selbst wieder in die notwendige Ruhe bringen können, um nicht immer wieder in die Gefahr des Überreagierens zu geraten, mit der Auswirkung, dass die Situation vollständig entgleist.

Balou der Bär aus dem „Dschungelbuch", der lieber am Fuß der „Erregungspalme" bleibt, mag als Vorstellungsbild helfen. Er hat einen viel zu dicken Po, um leichtfüßig so schnell hinaufzuklettern, wie es das ADS-Kind kann, um nur noch mit „Kokosnüssen der Beschimpfungen" um sich zu werfen oder „sich zitternd am Palmblatt festzuhalten". Zudem könnte er nach geraumer Zeit herunterfallen und schmerzhaft registrieren, dass er mit dem Kind wohl nicht fertig wird, sich beim Aufregen nur selbst wehtut und unglaubwürdig wird.

Nichts persönlich nehmen!

Der Unmut entsteht nur aus der Situation.

Das hyperaktiv impulsive Kind selbst hat, wenn es sich wieder abregt, oft gar keine konkrete Erinnerung mehr an das, was es in der Erregung so geäußert hat. Damit konfrontiert, ist ihm das nicht selten sehr peinlich. Das blockierend abwehrende ADS-Kind weiß gar nicht mehr, was eigentlich los war, hat es „vergessen".

Ein Baloubild am Küchenschrank erinnert an das Lied „Hey, nimms doch mit Gemütlichkeit, mit Ruhe und mit Friedlichkeit". Gelassenes, „richtiges" Reagieren fällt dann vielleicht leichter. Man weiß halt, von wem es kommt, es ist doch nicht persönlich gemeint.

Das HB-Männchen von früher, mit dem Spruch „Wer wird denn gleich in die Luft gehen?", kann ähnliche Dienste erweisen.

Man darf nicht „zucken", sonst verliert man die Kontrolle über die Situation, sich selbst, das Kind – und nichts gelingt mehr.

„Kannst du nicht die Vokabeln mal richtig lernen, so geht das doch nicht!" – „Aber ich habe doch …" – „Hast du nicht, sonst könntest du sie doch!" – „Aber vorhin hab ich sie gekonnt!" – „Das kann gar nicht sein, du strengst dich nicht an, es ist zum Mäusemelken, ich weiß einfach nicht mehr, was ich noch mit

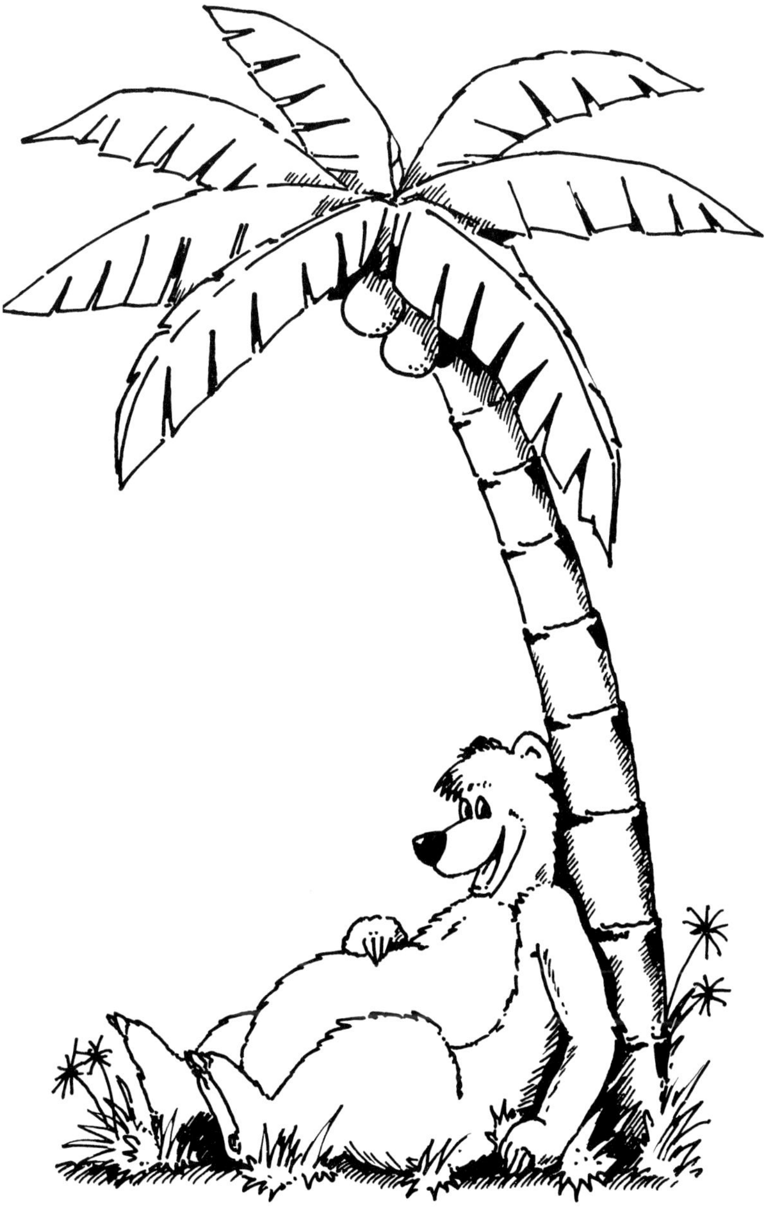

dir machen soll!!" – „Dann lass es halt!!" – „Was, wirst du jetzt auch noch unverschämt?! Heute geht nichts mehr, absolut nichts, du freches, kleines Stück. Fernsehen ist gestrichen!" – „Blöde Sau!" – „Ab, in dein Zimmer!!!"

Besser ist es so:
„Tut mir leid, das mit den Vokabeln ist noch nichts." – „Aber ich habe doch ..." – „Glaube ich dir, hilft bloß nichts, du musst es noch mal probieren. Komm in zehn Minuten noch mal wieder."

Mitschimpfen – aber richtig!

Ganz wesentlich ist, dass man niemals in das Verweigern der Kinder „hineinmoralisiert", sondern statt dessen wiederum „brummelnd" parallel redet.

Bei Tätigkeiten nicht beliebter Art kann es auch sehr sinnvoll sein, einfach „mitzumotzen". In ruhigem Brummelton, der aber keinesfalls ironisch, sarkastisch oder zynisch sein darf. Alle Kinder auf der Welt verstehen solche Färbungen erst, wenn sie schon fast erwachsen sind! Richtig humorvoll jedoch darf das „Brummeln" gerne sein, denn Humor ist, wenn man trotzdem lacht!

Peter motzt: „Scheiß-Mathe-Hausaufgabe, wieder so ein Berg, das schaff ich nie!" Mutter: „So ein Misthaufen von Zeug, fangen wir einfach mal an."

Vorbildfunktion bei dieser Haltung kann Heinz Rühmann in seiner Rolle in dem alten Film „Der Pauker" haben. Verständnisvoll, deutlich vorgebend, was er haben möchte und was nicht, geht er mit viel Humor mit seinen Schülern um.

„Ich finde es gemein, dass ich jeden Tag aufdecken muss!" – „Aber das stimmt doch gar nicht, gestern war doch dein Bruder dran!" – „Ach der! Den hast du ja eh lieber, dein Schätzchen!" – „Aber der ist doch gar nicht mein Schätzchen, der ..." – „Doch, hast du ja gerade selber gesagt!" – „Aber Kind, das stimmt doch

nicht!" – „Aber du hast das ja gerade gesagt, und der hat von dir erlaubt gekriegt, nach dem Abendbrot noch rauszugehen, das ist so gemein!!" (Der Bruder ist vier Jahre älter.)

Abwiegeln

Das Kind/der Jugendliche hört nicht richtig zu, fängt in der Verweigerung nur Informationsbrocken auf und assoziiert an ihnen „sich reinsteigernd" weiter.

„Ich finde es gemein, dass ich jeden Tag aufdecken muss!" – „Mhh, hier sind die Teller. Weißt du zufällig, ob wir noch genügend Mineralwasser oben haben? Meinst du, wir sollen noch ein paar Gurken auf den Tisch stellen?"

Auf einen neuen Reiz „gezogen" und gleichbleibend ruhig, ist die Wahrscheinlichkeit des Mittuns trotz Unwillens groß.

Lautwerden ist keinesfalls verboten.

Manchmal ist der Missmut des Kindes extrem hoch, die Stimmung gespannt, man selbst in einer schlechten Verfassung. Ein gezielter Brüller kann sehr entlastend und daneben als Signal orientierend wirken. Er darf aber nie persönlich destruktiv kritisierend geraten mit Verletzungen wie „Bist du blöd", „Du kannst ja nicht einmal ..." etc.

Ich-Botschaften vorsichtig einsetzen

Die bekannten und von vielen Helfern empfohlenen „Ich-Botschaften" können schnell in Anklagen ausarten („Ich finde, dass ..."). Aus Gründen der eigenen Psychohygiene ist eine echte emotionale Beteiligung durchaus angebracht, mit offenen Signalen, wie „Stopp, bis hierhin und nicht weiter" oder ein klares „Nein, das will ich nicht!" Die „zarte" Kinderseele wird dadurch erfahrungsgemäß wesentlich weniger verletzt als durch gequältes, am Kind orientiertes Abwarten und Geduldigsein mit dann doch einschießenden, aggressiv gefärbten, nonverbalen Kommunikationseinheiten wie einem betont ruhigen Tonfall, herablassenden Belehrungsansätzen, versteckter Aggression oder Vorwurfshaltung.

Auszeit nehmen

Erwischt man das Kind kurz vor dem Hochschießen in das hohe Erregungsniveau, ist es sehr sinnvoll, die Aufforderung, die man gegeben hat, noch einmal klar und fest zu wiederholen und dann den Raum selbst zu verlassen. Die Wahrscheinlichkeit, dass das Kind dann doch anfängt zu tun, was es soll, ist wesentlich größer, als wenn man es zu einer Eskalation kommen lässt.

Tobias, neun Jahre, soll seiner Mutter während des Ferienaufenthalts bei der Großmutter einen Brief schreiben. Er hat keine Lust dazu. Spontan äußert er: „Dafür sind mir meine Buchstaben viel zu schade!" Die Oma artikuliert deutlich: „Ich möchte jetzt aber, dass du vier Zeilen schreibst." Sie schaut ihm dabei direkt und unmissverständlich klar in die Augen und verlässt den Raum. Als sie nach drei Minuten wieder das Zimmer betritt, sitzt der Junge angestrengt über dem Blatt und zeigt stolz, dass er schon zweieinhalb Zeilen geschrieben hat.

Die Signalgabe ist sehr klar, erreicht das Kind „gerade noch". Es kann sich noch steuernd fangen.

Es gilt, das Wesentliche anzukündigen (das Kind muss sich einstellen können), einzufordern (sonst vergisst es sich) und hinterher zu kontrollieren (seine Anstrengung muss ernst genommen werden im Hier und Jetzt). Unter Umständen muss sich die Bezugsperson mit „Balou-Gefühl" daneben stellen und warten, bis die Verrichtung durchgeführt worden ist. Niemals sollte zu viel gleichzeitig eingefordert werden, das Kind vergisst sonst mindestens die Hälfte. Die Anforderungen können nur langsam gesteigert werden, ein Tribut, der dem Syndrom zu zollen ist.

Gelingt dem Kind etwas nicht oder fällt ihm etwas schwer, ist es sinnvoll, seine Missbefindlichkeit kurz zu thematisieren, ohne jedoch diese zu hinterfragen.

„Der Reißverschluss mag heut aber gar nicht." – „Ich weiß, du hast gerade keine Lust, aber wir müssen jetzt Englischvokabeln lernen." – „Der Mama-Drache muss dich leider jetzt bitten, gleich an deine Hausaufgaben zu gehen."

Humor statt Nörgelei

Je ruhiger, gelassener, freundlicher dies gelingt, am besten mit einem Schuß Humor, desto eher wird das Kind in der Lage sein, auf ihm unangenehme Anforderungen einzugehen.

Unbedingt unterlassen werden sollte es, an Kleinigkeiten herumzunörgeln, wie:

„Jetzt sitz doch endlich still und schau deine Aufgabe an. Dann sag mir bitte, was du tun sollst. Übrigens sind deine Stifte überhaupt nicht gespitzt, und wo ist denn der Klebstoff? Hab ich dir nicht schon hundertmal gesagt, dass du dein Pausenbrot, das du nicht aufisst, gleich in die Küche bringen sollst? Zeig mir jetzt mal, was du machen sollst, du hast schon wieder ganz schmutzige Finger, du weißt doch, dass du vor den Hausaufgaben die Hände waschen sollst."

Kommt das Kind dieser Anforderung dann nicht nach, so ist sie zunächst freundlich, dann deutlich und dann sehr konkret zu stellen und prompt einzufordern (auch bei Widerstand und Abwehr).

Eine Reduktion auf das Wesentliche, eine kurz gefasste Aufforderung mit Sicherstellung, dass das Kind die Ankündigung auch wirklich registriert hat, unter Zuhilfenahme von festem, freundlichem Blickkontakt, einer Berührung, einer Rückfrage ist effektiver.

„Peter, Hände waschen!" Nichts passiert. „Peter, Hände waschen, bitte!" Peter rührt sich nicht, meint lediglich: „Jaaa." – „Peter, geh

jetzt Hände waschen!" Die Mutter geht zum Kind, berührt es unmissverständlich an der Schulter und weist es wortlos zur Tür.

Zeitdruck und Hektik sind in jedem Fall zu vermeiden.

Beim ADS-Kind kann man nichts „nebenher und parallel" machen, speziell wenn es Bereiche betrifft, die dem ADS-Kind schwer fallen und bei denen es erwartungsgemäß aus der langen Erfahrung heraus Widerstände leisten wird.

Je besser das erzieherische Modell agiert, desto besser kann auch das Kind reagieren und dann selbst handeln.

Das leidige Thema Hausaufgaben

Björn, zehn Jahre, soll eine schwierige Textaufgabe lösen. Dass das schwierig ist, weiß die Mutter. Sie liest sie ihm vor, fragt nach der Fragestellung. Björn hört zu, die Mutter formuliert die Frage dann selbst. Die Nachbarin klingelt, und die Mutter redet mit ihr an der Tür. Björn wartet geduldig, bis die Mutter wiederkehrt, um mit ihm die nächste Aufgabe zu „besprechen". Er wird wütend, als die Mutter sauer ist, dass er nicht schon längst alle „ähnlichen" Aufgaben gemacht hat.

Bei allem ist die Anstrengungsbereitschaft des Kindes zu verstärken (zu loben), nicht nur sein Handlungsergebnis, auch wenn es nicht perfekt aussieht. Lob darf aber nicht übermäßig erfolgen, weil sich das Kind so freut, dass es sich sofort anschließend auf seinen Lorbeeren ausruht, und dies extrem.

Dies ist in den Familien oft ein brisantes Thema. Wenn ein Paar unterschiedliche Einstellungen hat, hierüber in Konflikte gerät, muss Hilfe gesucht werden.

Eltern ziehen an einem Strang

Wesentlich ist, dass beide Eltern ihr Verhalten kritisch überprüfen, in Absprache ein möglichst übereinstimmendes Konzept finden, sich in Ruhe und außerhalb von kritischen Situationen klar absprechen. Regeln müssen festgelegt, Reaktionen auf absehbares Kinderverhalten abgestimmt werden (Trödeln, Motzen).

Es ist wesentlich, dass die Eltern sich einig sind. Der Erwachsene muss festlegen, was, wann, wo und wie getan wird.

Um die Selbstorganisation zu lernen, braucht das Kind/der Jugendliche eine „breite Autobahn mit Stahlleitplanken links und rechts“ in Person von Vater und Mutter. Schwierig ist dies für Alleinerziehende, sie müssen ständig „von links nach rechts hüpfen“, zumal die Kinder immer „Leitplankenberührung“ haben, sie sind extrem, einen „Mittelweg“ kennen sie nicht.

Der Tagesablauf

Wesentliche Voraussetzung für eine sinnvolle Erziehung des ADS-Kindes ist, dass der Tagesablauf klar strukturiert ist und das Kind feste Regeln hat. Je rhythmisierter, gleichmäßiger, einschätzbarer ein Tagesablauf für ein ADS-Kind ist, desto besser kann es sich in den Alltag einfinden. Zu dieser Struktur sind Zeitregeln und Ablaufregeln unbedingt nötig.

Die Formulierung der Aufforderung muss sehr präzise sein.

Diese Regeln müssen so formuliert sein, dass das Kind auf seiner Entwicklungsebene diese Regeln ohne große Erklärungen versteht, sie nicht hinterfragen oder diskutieren kann.

Das ADS-Kind muss allein morgens ins Badezimmer gehen (ohne Geschwisterkind als Ablenkreiz) und muss genau wissen, was es dort zu tun hat, die Zahnbürste in den Becher stellen, das Handtuch an den Haken hängen.

Es muss wissen, was es tun soll, wenn es aus dem Badezimmer herauskommt und was von ihm am Frühstückstisch erwartet wird. Das Setzen von konkreten Zeiträumen kann ebenfalls unterstützend wirken. Der Küchenwecker als Taktgeber erinnert das Kind, solange er tickt, an das, was es gerade tun soll.

Schlafengehen muss zu einer bestimmten Zeit erfolgen. Die „Verordnung“ von Lesen statt Kassettenhören, Spielen oder Fernsehgucken führt meist dazu, dass das Kind von dieser anstrengenden Tätigkeit sichtlich psychisch ermüdet irgendwann einschläft.

Regelpläne – Hilfen zur Selbststeuerung

Wichtig ist ein klares Regelwerk zu Hause.

Das ADS-Kind sieht, wenn es nicht bereits in massiv abwehrendes oder oppositionelles Verhalten abgeglitten ist, die Notwendigkeit von Regeln durchaus ein. Es gelingt ihm nur nicht, sie einzuhalten, da es wirklich getrieben ist von einem Eindruck zum nächsten, von einem Reiz zum nächsten. Kommt dazu nun noch vorwurfsvolles Anklagen, Jammern und immer häufiger Misserfolg, erhöht sich der Widerstand gegen das Einhalten der „so blöden Regeln".

Pläne, mit denen Regeln eingefordert und auch kontrolliert werden (nach vorheriger Absprache), können hierbei ausgesprochen hilfreiche Dienste leisten.

Werden diese aber gesetzt und das Einhalten regelrecht eingeübt, mit unmittelbarer Kontrolle in Gelassenheit, ohne ständige Diskussion, kann das Kind auf eindeutige Signalgabe hin mit Hilfe seiner kognitiven Fähigkeiten im Laufe der Zeit lernen, Eingefordertes zunächst mit Unterstützung und dann auch selbstständig zu erledigen.

Impulsives Erziehen mit Nachgeben heute, weil die Situation angenehm ist und mit strengem Überkorrigieren morgen, weil die Zeit knapp ist, geht mit dem ADS-Kind grundsätzlich schief.

Regelpläne erstellen

Ein „Hausdienst" pro Tag, wie z. B. Tischdecken, sollte eingeplant werden.

In das Erstellen der Regelpläne kann und soll das Kind bedingt miteinbezogen werden. Die Eltern sollten dem Kind erklären, dass sie vom vielen Reden und Mahnen die Nase voll haben und deswegen jetzt einfach das aufschreiben, worüber es tagtäglich Kleinkriege gibt. Nur begrenzt können Zeiträume für zu Erledigendes im Tagesablaufplan diskutiert werden, wobei die Eltern keinen Zweifel daran lassen sollten, dass sie bestimmte Dinge pro Tag erledigt haben wollen. Dass Regeln bestehen, sollte dabei eindeutig und unmissverständlich zum Ausdruck gebracht werden, freundlich und klar, auch wenn sich das Kind erst heftig beschwert.

Pflichtplan für STEFAN
für die Woche vom: ________ bis: ________

Aufgabenbereich	Erled. bis	max. Pkt.	Mo	Di	Mi	Do	Fr	Sa	So
3 x tägl. inhalieren (jeweils nach dem Essen)		3							
Nach dem Frühstück: „Altmaterial" in den Keller (So später)	7.40	2							
Im Bad: Zähneputzen, Waschen, Eincremen, Kämmen, Wasch- becken auswischen Mo–Fr Sa–So	 7.45 –	3							
Sporttasche aus- und aufräumen (Platz, Kleider aufhängen bzw. Wäschekorb)	sofort	1					x	x	x
„Geschirr" nach Schule und Sport in die Küche bringen	sofort	2						x	x
Nach den Hausaufgaben die Schultasche richten	sofort	1						x	x
Mo: Papierkorb leeren	15.00	1		x	x	x	x	x	x
Toilette sauber hinterlassen	immer	1							
Vom Spielen zu Hause sein außer Mo und Di	18.00 17.30	1							
Mi: Zimmer aufräumen	19.00	2	x	x		x	x	x	x
Schreibtisch aufräumen	19.00	3							
Ins Bad gehen: Mi, Do, So Mo, Di, Fr nach Sport	19.00 20.30	2						x	
Kleider ordentlich über den Badewannenrand legen oder umgedreht in die Wäsche tun: Mo, Di, Fr nach Sport	19.15 20.45	1							
Lesen (keine Comics) bis dann Licht aus: Mi, Do, So Mo, Di, Fr nach Sport	19.45 20.45	1						x	
Mo + Di nach Sport duschen	20.30	2			x	x	x	x	x
Gesamtzahl erreichter Punkte			24	23	23	21	21	14/17	17
Insgesamt erreichte Punkte									
Belohnung 2 Pfg/Pkt.									
zusätzl. Aufgabe à 10 Min.									
Belohnung ausbezahlt									
zusätzl. Aufgabe erledigt									

Diese Methode stammt aus der Verhaltenstherapie. Sie hilft, erwünschtes Verhalten zu verstärken, Nichteinhaltung einer Regel sofort zu benennen und entsprechend rückmelden zu können.

Wie schwer dem Kind das Regelverhalten fällt, darf und soll es selbst einschätzen, entsprechend werden 1 bis 3 Punkte gegeben.

Pro Tag in der Woche wird dann die zu erreichende Höchstpunktzahl ausgerechnet.

Zum Abrechnungszeitpunkt, der sinnvollerweise so liegt, dass hinterher noch Zeit zur Verfügung steht, z. B. nach den Hausaufgaben und dem Ranzenpacken, sollte genau aufgezeigt werden, wie viele Punkte das Kind erreicht hat.

Regelungen zum Ordnungsplan

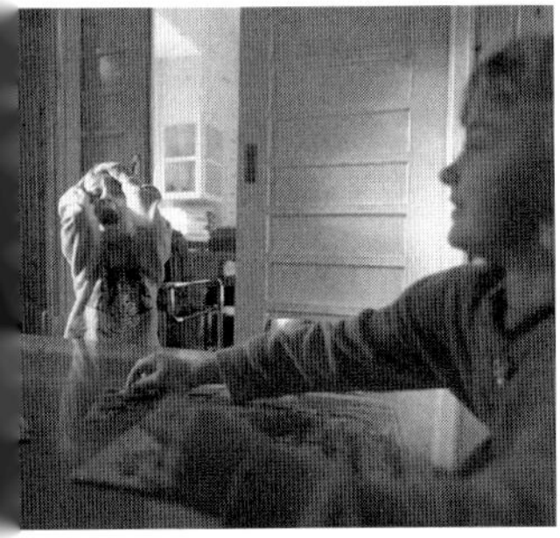

Bei Nichterreichen der Maximal-Punktzahl:

- Bei bis zu 2 zu wenig erreichten Punkten keine Zusatzaufgabe – weniger Taschengeld.
- Bei mehr als 2 zu wenig erreichten Punkten gibt es für jeden Minuspunkt eine Zusatzaufgabe, die mindestens zehn Minuten dauert. Die Zusatzaufgaben sind auf die Aufgaben bezogen, die nicht erfüllt wurden.

Zusatzaufgaben können sein:

Schulischer Bereich

- Diktat
- Mathe
- Aufsatz
- Lesen

Häuslicher Bereich

- Abtrocknen
- Einkaufen
- Toilette putzen
- Schuhe putzen
- Wohnung saugen und abstauben
- Flaschen forttragen
- Rasen mähen

Belohnung – wichtiger als Strafe

Hat das Kind die Höchstpunktzahl erreicht, bekommt es eine Belohnung, die vor der Planerstellung bereits mit dem Kind abgesprochen war. Fehlen ein oder zwei Punkte, reduziert sich die Belohnung entsprechend, fehlen weitere Punkte, gibt es pro weiteren Fehlpunkt grundsätzlich eine von den Eltern festgelegte Zusatzaufgabe. Die Zusatzaufgabe muss im schulischen Bereich schulischen Inhalts sein, im häuslichen Bereich häuslichen Inhalts.

Bei Kindern unter zehn Jahren sollte möglichst sozial verstärkt (belohnt) werden.

Gute Möglichkeiten sind das Vorlesen einer Geschichte oder ein Spiel (Dauer ca. 10 bis 15 Minuten); dies dient der Verbesserung der Eltern-Kind-Beziehung. Das Kind hat sich ja wirklich angestrengt, das zu tun, was von ihm verlangt wurde.

Bei Kindern über zehn Jahren gelingt es in der Regel nicht mehr, hiermit Anreize zu setzen. Es sollten pro erreichtem Punkt Centbeträge ausgezahlt werden – allerdings nicht direkt und sofort, sondern in einen großen Glasbehälter hinein, indem man mit diesen Centbeträgen auf einen Gegenstand hin anspart. Grundsätzlich wird hierbei die entsprechende, erreichte Summe ausgezahlt, bei weniger Punkten eben weniger.

Ziel des Planes ist nicht eine Bestrafung, sondern eine Einübung in Selbststeuerung mit klar durchschaubaren Kontrollmöglichkeiten.

Zusatzaufgaben müssen daneben ebenfalls unbedingt und direkt nach dem Abrechnungszeitpunkt erledigt werden. Gehandelt wird nicht, es darf auch nicht auf „Austauschangebote" eingegangen werden („Wenn ich jetzt nicht abschreiben muss, fege ich die Treppe").

Der Plan gibt dem Kind Halt

Je strukturierter der Alltagsablauf ist, desto angenehmer wird die Freizeit für alle.

Erfahrungsgemäß ist der Widerstand der Kinder gegen diese Pläne zunächst sehr groß („Wo hast du denn diesen Mist wieder her?") – sobald die Kinder sich jedoch mit dem Plan beschäftigt haben, empfinden sie ihn meist als sehr gut und wünschen sich von den Eltern, dass der Plan mit ihnen ganz regelmäßig auch durchgeführt wird. Sie sind oft sogar enttäuscht, wenn die Eltern dabei nachlässig sind. Der Plan gibt Halt und Orientierung, unbewusst spüren dies die Kinder/Jugendlichen, auch wenn sie opponieren.

Mitunter wünschen sich auch Geschwisterkinder aus dem Grunde der Gleichbehandlung heraus solche Pläne. Es ist sinnvoll, auch mit ihnen einen Plan zu machen.

Es sollte mit möglichst wenigen Regeln begonnen werden, deren Ankündigung, Einforderung und Kontrolle man auf jeden Fall und sicher jeden Tag bewerkstelligen kann, auch mit einem eventuell etwas herabgeminderten Regelkontingent am Wochenende und in den Ferien. Viele Familien empfinden speziell diese Zeit als anstrengend, weil „in völliger Freiheit" mit dem ADS-Kind noch mehr schiefgeht.

Entschließt man sich zu einem solchen Plan, ist er möglichst lange durchzuführen. Wenn ein Bereich problemlos läuft, sollte er von einem anderen abgelöst werden. Probiert man es nur einmal und lässt es dann wieder, ist das sehr schlecht. Denn man hat Konsequenz eingefordert, sich aber selbst gleich wieder bei Widerstand oder bei Unlust uneinschätzbar verhalten.

Alltägliche Probleme

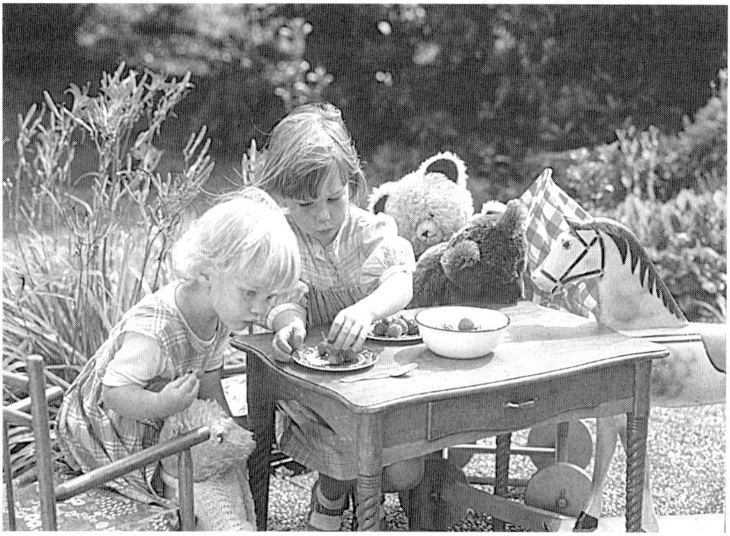

Eltern sind nicht allein auf der Welt mit ihrem ADS-Kind. Geschwister, Schule und Verwandte nehmen Einfluss, und immer wieder kommt es zu Krisen.

Geschwisterstreit

Das ADS-Kind lebt im Hier und Jetzt und hat ein extremes Gerechtigkeitsempfinden.

In fast jeder Familie mit einem ADS-Kind (speziell einem hyperaktiven Kind) kommen heftigste Klagen über Streit der Geschwister untereinander. Besorgt äußern sich die Eltern vor allen Dingen um die kleineren Geschwister, die vom ADS-Kind gepiesackt werden. Häufig kommt es zur Aussage: „Er kommt von der Schule, der kleine Bruder rennt ihm freudig entgegen, und Daniel haut ihm sofort, ohne Ankündigung, einfach eine rein".

Geht man hier genau und detailliert in die Situationsanalyse, findet man nicht selten, dass die Eltern das ADS-Kind immer wieder gebeten haben, geduldig und rücksichtsvoll mit dem Kleinen zu sein oder zuzulassen, dass der Kleine auch mal die Spielsachen des Großen nimmt.

Es kann schon begreifen, dass der Kleine schwächer und ungeschickter ist, aber in der konkreten Situation fühlt es sich nur gestört, und es kommt zu einer Überreaktion. Der Kleine kommt unerwartet auf das Kind zu und wird weggeschubst. Bei erzieherischen Korrekturversuchen mit Rücksichtsappellen fühlt sich das Kind spontan ungerecht behandelt, wird wütend, schießt mit dem Erregungsniveau hoch und sinnt nur noch auf Rache. Vor allem, wenn es dann auch noch bestraft wird.

Ein Kind wollte beim Brüderchen, das in der Wippe liegt, nur „Ei, ei" machen. Überschießend streichelt es eben ein bisschen zu kräftig, das Baby meckert, die Mutter greift ein: „Aber doch nicht so fest, du bist aber grob!"

Rachewunsch und scheinbare Unschuld

Das nächste Mal zwickt und kneift es. Bei entsprechender mütterlicher Reaktion oder der Aufforderung, das Baby unbedingt in Ruhe zu lassen, boxt das Kind – mit oft „merkwürdig coolem“ Gesicht. Die Strafe fällt nun strenger aus.

Schnell hat das Geschwisterkind „raus“, dass es nur wenig braucht, um das ADS-Kind zu reizen.

Entsprechend wird sich das Kind in der nächstbesten Situation beim Geschwisterkind rächen, was bei diesem zu erheblicher Verstimmtheit und allmählich auch aufkeimenden Rachegedanken führt. Die entnervten Eltern werden zunehmend schon vorab das ADS-Kind als Missetäter betrachten. Das Geschwisterkind gewinnt schnell an „Territorium“ und merkt, dass es hieraus Profit schlagen kann. Wiederholt sich der Kreislauf des Sich-ungerecht-behandelt-Fühlens mit zunehmender Bestrafungstendenz, entsteht beim ADS-Kind ein regelrechter Haß auf das Geschwisterkind. Befragt, warum man denn dem Brüderchen gleich mal eine runterhauen müsse, kommt dann häufig die Antwort: „Der hat so dumm geschaut.“

Neid und Missverständnisse

Verstärkend auf diese Situation wirkt eine ungeschickte Reaktion der Verwandten, die sich spontan lieber dem kleinen Wonneproppen zuneigen oder auch die Schilderung der Eltern anderen gegenüber, dass der Kleine ja so unproblematisch sei, wenn der Große ihn nur in Ruhe ließe. Dann entsteht Neid. Das hypersensible ADS-Kind, das alles auf sich bezieht, fühlt sich schlecht, verbalisiert dies auch, kann überhaupt nicht sehen, dass die Erwachsenen sich auch sehr viel mit ihm beschäftigen, fühlt sich missverstanden und schlecht behandelt. Eigentlich will es lieb sein, aber irgendwie gelingt das gar nicht.

Appelle an Rücksichtnahme nützen nichts, sondern verschlechtern mit Schuldzuweisungen bei Nichteinhalten die Geschwisterbeziehung deutlich. Werden dann auch noch Vergleiche angestellt, kann die Geschwisterbeziehung nachhaltig zerstört werden.

Jedes Kind braucht sein Reich

Von Anfang an sollten die Kinder möglichst immer wieder getrennte Refugien haben. Miteinander spielen geht schon, aber nur kurze Zeit. Keinesfalls darf man bei einer Kinderstreitigkeit fragend eingreifen, um mit Vernehmungstechniken nach dem Schuldigen zu fahnden. Ein freundliches, klares, unmissverständliches Trennen der Kinder für einige Zeit, ohne Petzen zuzulassen, ist das Sinnvollste, zumal man in der Regel die Vorlaufbedingungen einer Kinderstreiterei gar nicht mitbekommen hat.

Geschwisterharmonie ist in einer Familie mit einem ADS-Kind nicht zu erwarten.

Es hat wenig Sinn, die Kinder anzuhalten, miteinander lieb zu sein. Ein klares Zuweisen von Zeiten und Raum, Nichteingehen auf ständiges Klagen (mit der ständig darin versteckten Gefahr, ungerecht zu werden) erweist sich als wirkungsvollste Strategie. Eltern berichten oft irritiert, dass die Kinder anderen gegenüber zusammenhalten oder wenn ein Fremder in die Familie kommt und Erziehungsversuche startet (die etwas altmodische Tante). Sonst prügelten sich die Kinder bereits morgens nach dem Aufstehen.

Konkrete Aufgaben stellen

Wenig Erfolg versprechend ist es dabei, in einen Verhaltensplan unkontrollierbare und viel zu diffus ausgestaltete Regeln aufzunehmen, wie z. B. „lieb zum Geschwisterkind zu sein“. Hilfreich erweist sich dagegen, dem ADS-Kind sofort positiv rückzumelden, wenn es sich liebevoll und hilfreich dem Geschwisterkind gegenüber gezeigt hat.

Von Anfang an mit einbezogen zu sein in die Pflege des jüngeren Geschwisters, ohne entsprechende Appelle, produziert unwillkürlich ein positiveres Zugehen des Kindes aus dem Gefühl heraus, gebraucht zu werden.

Eine unbedingte Trennung zwischen den Geschwistern durch den Erwachsenen muss erfolgen, wenn das ADS-Kind sehr erregt über eigenen Misserfolg oder durch Ärgern anderer Kinder ist. Es neigt in seiner Impulsivität sonst dazu, sich beim Geschwisterkind abzureagieren.

Geschwister, egal ob jünger oder älter, ziehen den Spielkameraden oft, ohne dass sie es wollen, auf ihre Seite, da sie geduldiger und kooperativer im Spiel sind als das ADS-Kind. Es ist sinnvoll, nur ein Kind zum Spielen einzuladen, da es in der 1:1-Situation besser klappt.

Wenn das ADS-Kind einen Spielkameraden zu Besuch hat, muss es mit diesem allein sein dürfen.

Das ADS-Kind fühlt sich grundsätzlich ungerecht behandelt, wenn das Geschwisterkind Geburtstag hat und es selbst nichts bekommt. Ein ruhiges Erklären der Tatsache, dass nun der Bruder oder die Schwester Geburtstag hat, ist nötig. Ein moralisierendes Appellieren ist auch hier nur Auslöser für einen schweren Konflikt.

Für das Kind, das nur im Hier und Jetzt lebt, ist es einfach gemein, wenn der Bruder das tolle gelbe Auto kriegt, das einem so ins Auge sticht. Man fasst es an und schon gibts Ärger.

Auch die Elternzeit gerecht teilen

Mitarbeit im Haushalt, die Sitzordnung im Auto und am Familientisch müssen deutlich und einschätzbar aufgeteilt sein.

Sorgfältig muss auch ausbalanciert werden, dass alle Kinder der Familie genügend Zeit allein mit ihren Elternteilen haben.

Vor der Mahlzeit ist es „langweilig“. Essen ist oft ohnehin schwierig, wenn man schusselig ist, viel reden muss und viele Ermahnungen kommen. Das dumme Geschwister macht dann noch eine Grimasse, da muss man ja explodieren. Darf man aber nicht, also „reißt man sich zusammen“, tritt das Geschwister kurz unterm Tisch aus Rache – schon wieder hat man Ärger.

Bei der Regelung im Umgang mit dem Fernseher am Abend muss klar sein, wer als Erster ins Bett geht.

Besuchen die Kinder dieselbe Schule, darf nicht gestattet werden, dass der Bruder/die Schwester Reporter wird über die Missetaten des ADS-Kindes und somit Erzieherfunktionen im Haushalt erhält. Das ADS-Kind fühlt sich dann benachteiligt, überwacht, gegängelt, weil die Eltern nun auch noch einen „Handlanger“ haben. Der Groll ist sofort groß.

Je kürzer, deutlicher, knapper auf situationsunangepasstes Verhalten reagiert wird (nicht etwa mit Lachen auf kasperndes Verhalten am Mittagstisch), je eindeutiger auch in der Familienkommunikation geregelt ist, wer wann redet (unter Umständen auch mal mit Unterbrechung des ADS-Kindes und der Ermahnung, dass es warten muss, bis der andere ausgesprochen hat), desto größer ist die Wahrscheinlichkeit, dass eine einigermaßen angenehme Familienatmosphäre entsteht.

Lamentieren, Schreien, Appellieren, Strafandrohungen etc. haben keinerlei oder sogar gegenteilige Wirkung.

Wird das Kind den Geschwisterkindern gegenüber in massiver Weise tätlich, ist es notwendig, mit festem Schritt, klarem Blick und ruhiger Entschlossenheit auf die Kampfhähne zuzugehen und sie mit sehr kurzen Stoppsignalen (u. a. eventuell auch mit körperlichem Einsatz) zu trennen. Je rascher und verkürzter dies abläuft, desto wirkungsvoller.

Hausaufgaben

Das Erledigen der Hausaufgaben muss mit dem ADS-Kind richtig eingeübt werden.

Die Zeit nach dem Nachhausekommen und die Mittagessenszeit sollten frei bleiben von Fragen im Rahmen eines „Schulverhörs“. Spontan abgefragt, kommt vom Kind wenig Information. Unwille steigt auf, wenn dann gebohrt wird, weil man sich doch im Moment nun wirklich nicht erinnern kann und es schon wieder Gemüse gibt. Berichtet das Kind spontan von sich aus, kann ein Nachfragen gern erfolgen, ansonsten gehört das Thema Schule erst zum Thema Hausaufgaben dazu.

Im Folgenden wird als die Bezugsperson die Mutter genannt, es kann jedoch genauso gut der Vater, die Oma oder ein Nachbar sein.

Das Kind muss wissen, wo es Hausaufgaben machen muss und dass es sie direkt nach dem Essen machen sollte. Es muss auch wissen, dass es während der Hausaufgabenzeit nicht telefonieren darf, keine Anrufe empfangen darf und dass vor den Hausaufgaben die Hände gewaschen werden. Es muss wissen, dass es während einer Arbeitseinheit, z. B. 20 Minuten Deutsch abschreiben, nicht aufstehen und herumlaufen darf und dass es vor seiner Arbeitseinheit der Mutter gesagt haben muss, was es zu tun hat und dann ohne Zwischenfragen die ganze Passage abschreiben muss.

Eine zwischendurch erlaubte Spielzeit macht es ihm schwer, wieder zum schulischen Tun zurückzufinden.

An einem klar bestimmten Ort, zu klar bestimmter Zeit fragt die Mutter anhand der auf den Tisch gelegten Materialien genau nach, was zu tun ist und lässt sich vom Kind mit dessen eigenen Worten genau erklären, was es zu erledigen hat.

„Inspektor Columbo" als Vorbild

Ohne Aufnahme des Blickkontakts (der hier nur Ablenkung vom Tun wäre!) und möglichst ohne persönlich sichtbar werdendes Engagement wird im Fernsehkrimi vom „Inspektor Columbo" oder auch Inspektor Falk genau nachgefragt – nur an der Sache orientiert –, was genau abgelaufen ist und erfolgen muss, völlig wertneutral.

Erst wenn das ADS-Kind mit seinen eigenen Worten die gesamte Aufgabe so erläutert hat, dass Mutter oder Vater den Inhalt verstehen, kann man sicher sein, dass es die Aufgabe bewältigen kann.

Die Textaufgabe ist schwierig. Das Kind liest stockend vor. Die Frage fehlt, sie steht nicht im Buch. Die Mutter: „Was ist denn gefragt?" – „Keine Ahnung." – „Was weißt du denn schon?" – „Traktor kostet Geld." – „Ja, und wer will den?" – „Der Bauer." – „Und was könnte jetzt gefragt sein?" – „Was es kostet halt." – „Und wie kriegst du das raus?" – „Weiß nicht." – „Da steht was von Rate.

Was ist denn das?"– „Da muss ich wohl was raten." Die Mutter erkennt, dass sie vielleicht erst mal etwas erklären muss.

Die Ausführung überwachen

Erst nach dem Arbeitsabschnitt, den das Kind erledigt hat, redet die Mutter wieder ausführlich mit dem Kind.

Nun soll das Kind an die Arbeit gehen. Es muss dabei, je nach Schweregrad seiner Störung, unter Supervision bleiben; d. h. die Mutter beschäftigt sich in der Nähe (bügelt, liest die Zeitung etc.), lässt sich dabei aber nicht in Diskussionen ein. Sie sorgt dafür, dass das Geschwisterkind an einem anderen Ort bleibt, der Hund nicht hin und her läuft oder kein piepender Vogel die Aufmerksamkeit des ADS-Kindes immer wieder auf sich ziehen kann. Es ist sinnvoll, zwischendurch mal an dem Kind vorbeizugehen, ihm über den Kopf zu „schrubbeln" oder ihm den Radiergummi zu entwenden, an dem es gerade hingebungsvoll kaut, und das Kind nonverbal wieder zum Tun zurückzuführen.

Je ruhiger und gelassener diese Szene abläuft, desto schneller sind die Hausaufgaben fertig, auch beim trödelnden Kind.

Außenstehende helfen manchmal besser

Eine Drittperson muss keinesfalls in Pädagogik ausgebildet sein.

Die langjährige klinische Erfahrung zeigt, dass viele Eltern zu einer solchen Aufgabenbewältigung gar nicht mehr in der Lage sind. Zu viel Quälerei, Schreierei, Streiterei führte inzwischen zu einer gegenseitigen „Allergisierung", sodass es zwingend notwendig ist, das Kind von einer neutralen Drittperson für eine Weile bei den Hausaufgaben betreuen zu lassen.

Wichtig ist, dass diese Person ruhig und eindeutig sein kann, dem Kind freundlich zugetan ist, sich nicht in Diskussionen einlässt und geduldig, aber fordernd bleibt.

Wenn die Kraft der Eltern wieder gewachsen ist und eine Einstellungsänderung vollzogen wurde, kann die schwierige Situation neuerlich in Angriff genommen werden.

Keinen Aufschub dulden

Ein Einfordern der Hausaufgaben muss zwingend sein, das Kind muss üben. Es muss klar sein, dass das Kind an dem Tag, an dem es die Hausaufgaben bekommt, diese in der Regel auch zu erledigen hat, da es sonst dazu neigt, zu verschieben oder zu vergessen.

Es bringt wenig, dem Kind weniger zu tun zu geben.

Es möchte gerne auch das leisten, was andere können. Es hat ein eigenes Anspruchsniveau. Es weiß viel, hat nur Schwierigkeiten, eine Aufgabe überhaupt beginnen zu können, stetig dranzubleiben und sie in angemessener Zeit auch fertigmachen zu können.

Strukturhilfen von außen, deutliches Gliedern oder Unterteilen einer komplexeren oder größeren Aufgabe helfen dem Kind, die Arbeit zu bewältigen. Eventuell muss die Tätigkeit nach zwanzig Minuten gewechselt werden, damit das Kind nach einer schwierigeren oder trockeneren Arbeitsphase immer wieder etwas Angenehmeres tun kann. Früh geübt, prägt sich diese Arbeitsmethode beim Kind allmählich ein. Allerdings gilt noch bis tief ins Jugendlichenalter hinein: „Vertrauen ist gut, Kontrolle unabdingbar“. Dazu braucht man viel „Balou-Gefühl“.

Was hier so hart klingen mag und gar nicht den gegenwärtigen pädagogischen Gegebenheiten entspricht, ist für die schulische Karriere des ADS-Kindes lebensnotwendig.

Für viele stellvertretend meint Florian, vierzehn Jahre: „Du weißt, das, was du meinen Eltern da mit den Hausaufgaben gesagt hast, ist ja schon ätzend. Aber weißt du, ich glaub, ich brauch den Druck, sonst kann ich in der Schule überhaupt nichts lernen.“

Ausnahmezeiten

Es gibt Phasen, in denen das Arbeiten dem ADS-Kind sehr schwer fällt. Die anstehenden Hausaufgaben durchziehen zu wollen kann in schlechten Phasen des ADS-Kindes zu einem völligen „Shut-Down-Effekt“ führen, d. h. das Kind ist völlig

Hier muss unter Umständen tatsächlich die Hausaufgabenzeit unterteilt oder auf den Abend verlegt werden.

blockiert, kann überhaupt nichts mehr, sinnbildlich gesprochen nicht einmal mehr 1+1 zusammenzählen. Starres Beharren auf dem Durchziehen der Aufgaben führt zu einer schweren Verstimmungsreaktion bei dem Kind, das sich diesen Effekt in der Regel selbst nicht erklären kann, sich leer und dumm fühlt.

Verzweifelt anklagendes Erzieherverhalten zementiert dieses Gefühl beim Kind. Die Motivation nimmt ab, und der Misserfolg ist vorprogrammiert.

Sich auf die Pubertät vorbereiten

Mit diesem Ansatz muss spätestens im zwölften Lebensjahr begonnen worden sein.

Wenn man so wie oben beschrieben vorgeht, bewirkt das, dass das Kind eine Arbeitshaltung entwickeln kann, von der es in der Pubertät profitiert.

Der Jugendliche fordert zu Recht, für sich arbeiten zu wollen, in seinem Zimmer. Ein gemeinsames Besprechen schadet nichts, Kontrollgänge sichern, dass auch etwas getan wird. Abfragen sollte unbedingt vereinbart werden.

Ähnliches gilt auch für außerschulische Aktivitäten, bei denen man üben muss.

Benjamin, zehn Jahre alt, kommt begeistert aus der Schule. Ein neues Mädchen ist in die Klasse gekommen, das ganz toll Klavier spielen kann. Er will das jetzt auch lernen. Vielleicht wäre Keyboard noch besser. Glühend wünscht er sich zum bevorstehenden Weihnachtsfest ein Keyboard. In den nächsten Tagen kommt er immer wieder auf das Thema zu sprechen, zu allen möglichen und unmöglichen Zeiten. Er bedrängt seine Verwandtschaft, dass er sich nichts sehnlicher wünscht als ein Keyboard.

Da bekannt ist, dass er offensichtlich musikalisch begabt ist, fällt der Entschluss nicht schwer, dem Jungen seinen Wunsch zu erfüllen. Der probiert gleich begeistert am Heiligen Abend sein neues Instrument aus. Nach den Weihnachtsferien wird ein Lehrer gesucht, bei dem der Junge Unterricht nehmen kann. Nach vier Wochen sinkt die Lust Benjamins, als er regelmäßig üben soll. Er beklagt sich, dass der Lehrer so streng sei, das Keyboardspielen habe er sich auch viel einfacher vorgestellt, diskutiert, wo, warum, wieso und weshalb wie lange geübt werden muss. Und eigentlich wolle er viel lieber Schlagzeug spielen lernen.

Regelmäßig üben

Ausdauerndes und anhaltendes Üben mit Gleichmäßigkeit fällt dem ADS-Kind subjektiv sehr schwer.

Spontan ist das ADS-Kind für etwas sehr begeistert, verspricht in der Begeisterung auch alles Mögliche, ohne sich der Folgen in irgendeiner Form bewusst zu sein. Lediglich beseelt von dem Wunsch, sein momentanes Traumziel zu erreichen, ist es sich der Tragweite nicht bewusst, meint es aber in dem Moment, in dem es dieses Versprechen abgibt, durchaus ernst damit. Wichtig ist es daher, mit dem Kind fest auszumachen (u. a. auch mit schriftlicher Fixierung!), dass das Beginnen einer Sportart, das Erlernen eines Instruments, die Teilnahme an einem Kurs beinhaltet, dass man sich mindestens ein Schuljahr lang regelmäßig an die damit verbundenen Termine hält.

Geprägt durch seinen Wahrnehmungsstil, ist das Kind immer auf der Suche nach Neuem und Interessantem. Eine Erziehung dahingehend, dass auch mal etwas getan werden muss, was keinen großen Spaß macht, ist zwingend notwendig, um dem Kind die Integration in gesellschaftliche Anforderungen zu ermöglichen. Das ist heute allerdings sehr schwierig, da die allgemeine Erziehungshaltung solchen Zwängen eher skeptisch gegenübersteht.

Das ungeliebte Thema „Lernen"

Leider hat es das ADS-Kind/der Jugendliche/der Erwachsene schwerer, Lernstoff aufzunehmen als andere Menschen. Ein einmaliges Durchlesen, auch bei sehr guter Grundintelligenz, genügt häufig nicht, um wirklich alle Details eines Textes zu erfassen. Interessiertes, verstehendes Zuhören ist nicht Garantie dafür, dass bei Abrufen die Reproduktion des Inhalts möglich ist. Der Widerstand gegen nicht so Interessantes wie grammatikalische Regeln, unregelmäßige Verben, mathematische Formeln usw. ist groß.

Das selbst gesteckte Ziel ist in der Regel hoch

Das Kind findet keine Strategie dafür, wie es anzustellen ist, sein hohes Ziel auch zu erreichen, besonders bei mangelnder Vorgabe in der Schule. Der hüpfende Wahrnehmungsstil und die mangelnde Daueraufmerksamkeitsspanne sorgen für mehr Irrtümer und fehlerhaftes Arbeiten.

Jonathan, acht Jahre, möchte unbedingt Pilot werden. Von seinem Onkel weiß er, dass man dafür nicht nur gesund und reaktionsschnell sein muss, sondern auch Abitur haben sollte. Mit Flugzeugen kennt er sich gut aus, wenn nur das Lesenlernen in der Schule mit Texten über Sachen, die nicht mit Flugzeugen zusammenhängen, nicht so mühsam wäre.

Lesen

Das Kind rät intuitiv vor sich hin.

Lesen ist wahrnehmungsstilbedingt häufig ein Problem. Der Blick huscht über den Text, einiges wird erfasst, aber nicht alles und nicht systematisch detailliert.

Je uninteressanter der Inhalt für das Kind ist, desto schlimmer. Dies ist außerhalb einer gesonderten Leseschwäche zu sehen.

Nach nur punktueller, visueller Erfassung des Textes ist es schwierig, den Text inhaltlich zu rekonstruieren. Ist es schlecht drauf, kann es passieren, dass es vor dem Blatt sitzt und wirklich nichts in den Kopf will. Das System des Aufnehmens funktioniert gar nicht, und das System des Ratens scheint gerade im Moment nicht zu funktionieren. Die Gedanken sind ganz woanders.

Bei schwierigen oder mühsam zu lesenden Texten muss das Kind laut lesen, mit Unterstreichen oder Markieren oder mit Niederschreiben von Stichworten.

Lautes Lesen und Erläutern mit eigenen Worten, was in der Aufgabe steht, bedeutet Erfassung der Aufgabe. Am besten geht das, zumindest zum Einüben, mit einer Bezugsperson.

Lernhilfen

Beim älteren Kind/Jugendlichen ist es empfehlenswert, den Stoff, der zu lernen war, erst sich oder dann eventuell auch jemand anderem zu erzählen (nicht abfragen lassen, sondern von sich aus formulieren).

Auch wenn es Mühe macht, sollten übersichtliche Aufschriebe erstellt werden (eventuell am Computer).

Zusammenhänge werden am besten dargestellt mit mathematischen Operatoren.

In Erdkunde: Thema Landwirtschaft
Vierfelderwirtschaft
→ Anbau von Stickstoffträgern
→ bessere Versorgung des Bodens.

Etwas, das man sich merken sollte, schreibt man besser untereinander als nebeneinander auf. Inhalte, die einfach nicht in den Kopf wollen, werden am besten auf kleine Zettel geschrieben, die man dann dort anbringt, wo sie täglich mehrfach gesehen werden (neben dem Bett, an der Wand, vor dem Schreibtisch etc.).

Zum Beispiel: 13.08.61 Mauerbau Berlin.

Das Planen von Arbeitszeit

Das Einteilen von Aufgaben ist dringend notwendig – mit Abstreichen dessen, was man gerade erledigt hat. So wird nichts vergessen und deutlich, was schon alles geschafft ist.

Zum Beispiel:

- Nach Termin für Grillfest fragen (Jutta!)
- Erdkundestoff S. 60–63 und Heft lernen
- Geometrie üben (2 Aufgaben!)
- 2 Geodreiecke einpacken!

Die Arbeitsumgebung

Geht etwas besser in den Kopf, wenn man es hört und sieht oder sieht und tut?

Beim Kind müssen die Eltern den Arbeitsplatz gestalten. Der Jugendliche sollte sich selbst überlegen, was für ihn am angenehmsten ist. So kann es für ihn sinnvoll erscheinen, beim Lösen von mathematischen Aufgaben oder beim Übertragen von Notizen, im Hintergrund Musik zu hören. Allerdings kein Heavy Metal oder Songs mit auffordernden Texten. Musik kann irritierende Geräusche schlucken, die sonst ablenken würden.

Die Arbeit sollte auch beim Jugendlichen in Abschnitte eingeteilt werden, mit kleinen Bewegungspausen, in denen aber ganz sicher nicht am Computer gespielt oder ferngesehen werden darf. Er findet sonst nicht mehr ins Tun zurück.

Selbstgespräche zu führen ist sinnvoll und hilfreich, wobei dieses Selbstgespräch auch ruhig ein bisschen motzig sein darf über den Mist, den man jetzt schon wieder machen muss – Hauptsache, man macht es. Wiederholung ist zwingend nötig, phasenweise sogar ein Auswendiglernen, wenn man es zu guten Noten bringen möchte. Wichtig ist es daneben herauszufinden, welchen eigenen Lernstil man hat. So kann man unter Umständen den Erdkundestoff besser lernen, wenn man die Karte vor sich hat, oder braucht Bildmaterial, wenn man den Geschichtsstoff lernt.

Mancher lernt besser, wenn er beim Lernen hin- und herlaufen kann, ein anderer muss etwas in der Hand haben, das er knetet, oder Kaugummi kauen, wenn er schreibt oder liest.

Wesentlich ist, sich die Lernsituation, auch wenn sie schwierig ist, dennoch positiv zu gestalten.

Viele machen die Erfahrung, dass sie am besten lernen können, wenn sie feste Zeiten für Schule, Lernen und Freizeitaktivitäten haben und so im Zeitplan bleiben müssen.

Hilfreich kann sein, sich abends vor dem Einschlafen oder morgens nach dem Aufwachen ein Thema nochmal vorzustellen, mitsamt der Abfragesituation. Das bedeutet, dass man sich darauf einstellt und dann leichter mit der Situation umgehen kann.

Lautes Korrekturlesen erleichtert das Entdecken von Fehlern. Bei Diktaten ist es manchmal ganz sinnvoll, man liest von hinten nach vorne durch. Dabei entdeckt man zwar keine substantivierten Verben mit der Notwendigkeit, sie groß zu schreiben, aber man entdeckt die Schusseligkeitsfehler.

Manche finden es sehr positiv, sich ihren Text laut auf einen Kassettenrecorder aufzusprechen und dann den Stoff mehrfach abzuhören.

Der PC

Die Arbeit am Computer ist für ADS-Kinder und Jugendliche nicht nur motivierend, sondern kommt auch ihrem Wahrnehmungsstil entgegen: Der Computer bietet maximale Strukturierung, gibt sofortiges Feedback und schimpft nicht. Außerdem muss man nicht mühsam den Stift über das Papier bewegen, man drückt eine Taste oder den Klickknopf der Maus.

Das ADS-Kind mit seiner interessierten Offenheit und seinem oft hohen technischen Verständnis wird in der Regel sehr schnell kompetent am Computer.

Zwar haben Goldstein und Goldstein 1990 nachgewiesen, dass der Transfer von Fertigkeiten, die auf dem Computer gelernt werden, in anderen Situationen nicht unbedingt beeindruckend ist, dass aber die Freude am Lernen und das Auseinandersetzen mit Lernmaterialien durch den Computer positiv beeinflusst werden. Vor allen Dingen besteht die Bereitschaft, länger an etwas dranzubleiben.

Bildhafte Symbole haben hohen Aufforderungscharakter. Es wird dazu angehalten, im Programm systematisch von einem Schritt zum anderen zu gehen, übersichtlich und nachvollziehbar.

Empfohlen wird vor allen Dingen das Lernen am Computer mit Übungsprogrammen.

Bei Erfolg erlebt das Kind/der Jugendliche das Gefühl, etwas darstellen zu können und etwas zu leisten – ein positiver Verstärkereffekt nebenher.

Video- oder Computerspiele sind faszinierend und hoch motivierend, führen aber, im Übermaß genossen, meist nur zu einem Erregungsanstieg, zu viel Zeitverschwendung und zum Vergessen des vorher Gelernten.

Krisen

Leider geht bei diesem Kind/Jugendlichen ab und zu etwas zu Bruch.

In schwierigen Phasen, überrascht durch eine unerwartete Aufforderung oder bei Erleben ausgeprägten Misserfolgs, kann es, speziell beim hyperaktiven Kind, zu einem massiven „Ausrasten“ oder „Ausflippen“ kommen, auch mit Werfen von Gegenständen.

Man läuft nicht hinterher, wenn ein älteres Kindvon sich aus den Raum verlässt und sich in sein Zimmer oder ins Bad einsperrt, und geht unter Umständen selbst „aus dem Feld“.

Wichtigste Grundregel: Niemals versuchen, das Kind verbal zu beschwichtigen. Dies führt zwingend und immer dazu, dass sich das Kind noch mehr aufregt. Dies gilt übrigens auch für das ADS-Kind ohne Hyperaktivität, den Jugendlichen und den Erwachsenen!

Kleine Kinder „bringt man aus dem Feld“, indem man sie wie einen „Sack Nüsse“ unter den Arm nimmt und in ihr Kinderzimmer setzt. Manchmal hilft dabei das Vorstellungsbild einer Gorilla-Mama, die mit ungerührtem Gesicht und ausholender Bewegung ihr Kind entschieden einfach unter den Arm nimmt.

Hier entbrennt häufig heftige Diskussion: „Ja, aber das passiert doch meistens dann, wenn es gerade ganz unpassend ist, das geht doch gar nicht."

Überlegtes Krisenmanagement

Krisenmanagement geht nur bei genauer Kenntnis der Problematik des ADS-Kindes. Hektik, Unerwartetes aus Kindersicht und Ungerechtigkeit sind Auslöser für solche Krisen. Es sieht dabei blitzschnell, auf welche Art und Weise das Gegenüber wohl reagiert. Kommt das Kind mit „Flippen" durch, weil das Gegenüber „zuckt", ist die Wahrscheinlichkeit groß, dass es bei dieser Person in der nächsten ähnlichen Situation genauso reagiert. Die Stimme dieser Person und ihr Gesicht werden zu Stoppsignalen.

Wenn der Erzieher ruhig und direktiv bleibt, merkt sich das Kind das, es ist ja nicht dumm.

Eva, sechs Jahre, springt beim Kindergeburtstag plötzlich auf und rennt in ihr Kinderzimmer. Nach zehn Minuten kommt sie wieder. Alles scheint bestens, sie spielt wieder fröhlich mit. Die Mutter registriert dies verblüfft, sagt aber nichts. Am Abend fragt sie Eva, was das gewesen sei. Entrüstet meint Eva: „Du schickst mich doch immer ins Kinderzimmer, wenn ich mich aufrege. Ich hab mich beim Kuchenessen so über den Bernd geärgert, dass ich den sonst gehauen hätte. Da bin ich lieber in mein Zimmer gegangen."

Emotionen abklingen lassen

Als Erwachsener kann man sich abreagieren, indem man intensiv manuell etwas tut (Wäsche aufhängen, Spülmaschine ausräumen etc.). Man darf aber auf keinen Fall zulassen, dass das Kind mit einem in Kollision gerät, z. B. wenn es sein Zimmer wieder verlässt und sich vor einem „aufbaut". Dann wird das Kind ohne Kommentar wieder zurückgebracht, oder man hält im Raum, den man selbst mit Beschlag belegt hat, eine

In Krisen muss zuallererst das Erregungsniveau wieder sinken – bei allen Beteiligten.

Erst Stunden später ist ein ruhiges Besprechen, sind auch Absprachen für die Zukunft möglich.

Weile die Klinke fest (nie abschließen!). Auch die Geschwister werden aus dem Feld geschickt.

Sobald sich die Wogen wieder geglättet haben, geht man zum Tagesordnungspunkt über. Ein direktes „Nachbereiten" nach dem Eklat ist nicht sinnvoll und führt nur sofort wieder zur Eskalation.

Tobias sieht fern. Seine Tante, bei der er zu Besuch ist und die erfahren ist im Umgang mit ADS-Kindern, kündigt an, dass nach Beendigung der Sendung der Fernsehapparat ausgeschaltet wird. Tobias findet das nicht gut, er dürfe zu Hause noch länger schauen. Die Tante kommt, ohne dagegen zu argumentieren, zwei Minuten später wieder und kündigt an, dass jetzt gleich nach der Sendung ausgeschaltet wird. Tobias beschwert sich. Die Tante schaltet den Fernseher dann kommentarlos genau nach Beendigung der Sendung aus. Tobias tobt, schreit, er will jetzt nicht ins Bett, rast ins Badezimmer, schließt ab und schmeißt wütend einen Zahnputzbecher gegen den Spiegel. Er brüllt, dass er jetzt und auf der Stelle sofort zu seiner Mama will, die Tante findet er „saublöd", alle sind so gemein zu ihm, er heult brüllend. Die Tante geht am Badezimmer vorbei in sein Zimmer, lüftet, deckt sein Bett auf, kehrt zurück und sagt vor der Badezimmertür lediglich: „Tobias, bist du fertig?" – „Du blöde Sau, du gemeines Schwein!", tönt es von innen, und wiederum fliegt ein Gegenstand. Die Tante geht in die Küche, lässt den Hund in den Garten, kehrt nach zwei Minuten wieder zur Badezimmertür zurück, fragt neuerlich nach, ob er fertig sei. Inzwischen beweint sich der Junge selbst. Wieder erledigt die Tante eine kleinere Arbeit, kehrt dann nach etwa zwei Minuten zurück und fragt neuerlich, in freundlichem ruhigem Ton, ob er fertig sei. Von drinnen kommt schluchzend: „Kann ich doch nicht, wenn ich meinen Schlafanzug nicht hab." Die Tante kündigt ihm an, dass sie ihm den Schlafanzug gleich bringt.

Er kann aber nicht aufschließen, weil er viel zu aufgeregt ist, um den Schlüssel richtig dosiert bewegen zu können. Die Tante beruhigt ihn und bittet ihn, ihr zu helfen, dass sie zum Badezimmerfenster einsteigen kann. Er hilft ihr dabei. Ohne auf das schluchzende Schniefen und die vorangegangene Situation einzugehen, bittet die Tante ihn nun, die Zähne zu putzen und sich umzuziehen. Tief Luft holend, die Tränen abwischend, kommt Tobias der Aufforderung nach. Willig geht er dann ins Bett. Seine Tante fragt ihn lediglich, ob nun wieder alles gut sei. Er nickt mit großen Augen, die Tante bekommt ein Küsschen. Am nächsten Morgen besprechen die beiden die Situation und kommen zu dem Ergebnis, dass im Haushalt der Tante einfach eine ganz andere Fernsehregel herrscht.

Einige Monate später berichtet der Junge der Tante von einem Märchen, das ihn sehr beeindruckt hat. Ein Stern muss immer ganz furchtbar weinen, wenn die Menschen länger als fünf Minuten miteinander streiten. Mit kurzem Blick auf die Tante kommentiert er dann: „Aber weißt du, mit dir geht das ja nicht, denn du stellst Gott sei Dank den Streit immer ganz schnell ab.“

Gute Lösungen einüben

Wie um Himmels willen, schafft man es, so ein Übermensch zu sein?

Oft passiert so eine Begebenheit völlig unerwartet oder für einen selbst in einer schwierigen Stimmungslage.

Je mehr man sich mit der Problematik der Impulssteuerungsschwäche beschäftigt und weiß, dass die Eskalationen nur aus der Situation heraus entstehen, kann die eigene Betroffenheit vermindert werden, da man ja weiß, „er pumuckelt“ gerade wieder.

Wichtig ist, dass man um solche Lösungen weiß und sie in kleineren Situationen einübt, nach dem Motto „Nicht immer, aber immer öfter“.

Durch zunehmende Kompetenzen im Krisenmanagement lernt das Kind über das Modell selbst, dass es nicht nötig ist, sich über alles aufzuregen.

Schwierig ist das Umlernen von häufigen moralisierenden Appellen an das Kind auf kurze und knappe Anweisungen beim Einhalten von Regeln. Noch schwieriger ist es, einzusehen und zu akzeptieren, dass diese Kinder erst sehr spät „aus Einsicht lernen können", obwohl sie sich nach einem Eklat immer wieder nach Beruhigung der ganzen Situation sehr freundlich, aufgeschlossen und kooperativ zeigen.

Einen Transfer aus einem solchen positiven Gesprächsverlauf in den Alltag gibt es syndrombedingt lange nicht. Verzweiflung oder Enttäuschung darüber sind schlicht nicht „sinnvoll" – eine harte Nuss, die es zu knacken gilt.

Was mache ich mit den Verwandten, den Nachbarn?

Ziel muss sein, dem Kind zu helfen, sich in die Gesellschaft zu integrieren, und nicht, sich zu separieren.

Mit einem hyperaktiven Kind fällt man immer auf, egal wie alt es ist.

Die etwas herb anmutende Einstellungsänderung nach dem Motto: „Ist der Ruf erst ruiniert, lebt es sich ganz ungeniert" hat sich in vielen Familien als wirksam entlastend erwiesen. Was sicher nicht geht, ist, es allen recht machen zu wollen, sei es in der Familie oder in der weiteren Umgebung. Da das Kind nicht darum gebeten hat, auf die Welt zu kommen, und da es seine Zukunft noch vor sich hat, sollte die oberste Prämisse sein, dass Eltern lernen, mit ihrem Kind umzugehen, damit es sich zurechtfinden und Selbstsicherheit entwickeln kann – mit der direkten Auswirkung, dass dann auch das Leben für die Eltern wesentlich angenehmer und stressfreier wird.

Hierzu sind ab und an einerseits auch Erziehungsmaßnahmen nötig, die nicht so frei und demokratisch wirken. Andererseits muss das ADS-Kind einfach viel mehr Erfahrungen für sich selbst sammeln als andere Kinder. Zu dem Kind/dem

Jugendlichen grundsätzlich zu stehen erweist sich als überlegen, da dadurch das elementare Bedürfnis des Angenommenseins gestützt wird und so die beste Vorsorge getroffen wird gegen die „Abwärtsspirale“.

Kontakte aufgeben, neue suchen

Die Eltern müssen tagtäglich mit dem Kind leben! Grundsätzlich: Aufgeschlossene und interessierte Verwandte oder Nachbarn können Erklärungen bekommen, bei den anderen kann das Erklären leider sogar gegenteilige Effekte auslösen, verbunden mit Unterstellungen, Vorwürfen etc. Eltern sollten sich niemals verunsichern lassen durch Aussagen wie „Wenn ich den nur mal zehn Tage hätte, dann würde ich den schon richten“ oder „Es muss doch etwas geben, um dieses Kind zu normalisieren“ oder „Mit dem auf dem Familienfest muss man sich ja wirklich genieren.“ Immer wieder hilft dann nur: Kontaktmöglichkeiten verkürzen, unter Umständen sogar abbrechen und andere Kontakte aufbauen – mit Unterstützung ebenfalls Betroffener.

Besonders hart ist dies oft für Eltern sehr junger Kinder, die sich rasch isoliert fühlen.

Achtung: Das Kind spürt die Verunsicherung und macht aus der Irritation und den vielen Schuldzuweisungen heraus erst recht „Mist“.

In Situationen außerhalb des Elternhauses gilt zwingend, dass sich die Eltern genauso konsequent und einschätzbar verhalten müssen wie innerhalb der Familie. Sonst kommt das Kind mit seinen Steuerungsproblemen durcheinander, mit entsprechenden erheblichen Folgen auf der Verhaltensebene.

Aufräumen

Das ADS-Kind/der Jugendliche (oft auch der Erwachsene) hat Schwierigkeiten, an einer Sache dranzubleiben, im richtigen

Ordentlichkeit wird schnell zum Diskussionsthema.

Moment den richtigen Reiz auszuwählen und ihn so lange im Brennpunkt des Interesses zu behalten, bis es an der Zeit ist, auf den nächsten Reiz umzusteigen – dies nur zur Erinnerung. Ein chaotisches Kinderzimmer, ein übervoller Schreibtisch stellen erst einmal einfach einen „Berg" dar, der nicht sonderlich stört. Es kann ja um ihn herumlaufen. Muss es ihn jedoch beseitigen, ist es schwierig zu entscheiden, wo nun begonnen werden soll.

Das Kind/ der Jugendliche/ der Erwachsene verlieren sich im Tun.

Das Kind scheint aufräumen zu wollen. Es hebt einen Playmobilmann vom Fußboden im Kinderzimmer auf, dreht ihn hin und her, registriert, dass dem ein Handschuh fehlt, stapft über seine ganzen Spielsachen quer zum vermuteten Platz, an dem der Handschuh sein könnte, geht in die Hocke, sucht herum, findet plötzlich etwas anderes, lässt in diesem Moment den Playmobilmann aus der Hand gleiten und wendet sich dem anderen Gegenstand zu. „Warum spielst du, statt aufzuräumen?!"

Angemessene Hilfestellung geben

Speziell beim Kind ist der gelassen an der Tür stehende Erwachsene (am besten in entspannter Haltung) hilfreich, der dem Kind das „strategische Aufräumen" beibringt:

Ein solches Einüben zu festgesetzten Zeiten verselbstständigt das Kind im Lauf der Zeit dahingehend, dass es diese Strategie selbst übernimmt.

„Bastian, bitte bring mir mal alle Stofftiere, die du findest, und lege sie hier in diesen Wäschekorb. Prima! Da hinten schaut noch der Hase hervor. Danke. So, jetzt brauchen wir alle Bilderbücher. Die großen Autos kommen jetzt zu mir hier in diese Kiste. So, und jetzt zum Schluss darfst du die Legosteine mit der Kehrschaufel aufsammeln und in die Kiste werfen."

Der Jugendliche/Erwachsene übt so ähnlich, am besten mit Selbstverbalisierung („Halt, erst alle Zeitschriften und dann die Bücher"). Er darf sich nur nicht gestatten, einer „Eingebung" zufolge plötzlich wegzulaufen, zu telefonieren etc.

Die Mutter sagt zu Lara, acht Jahre: „Räum doch bitte dein Zimmer auf." – „Mami, ich spiel doch gerade so schön mit Barbie, ich räum später auf." – „Okay, aber vergiss es nicht." – „Nein, ich vergesse es nicht." Eine Stunde später kommt Lara in die Küche. Die Mutter fragt: „Hast du aufgeräumt?" – „Das hab ich vergessen." – „Dann räum doch bitte jetzt auf." – „Mami, ich muss noch Klavier üben, danach räum ich auf." Das Zimmer ist am nächsten Tag und auch die folgenden Tage noch unaufgeräumt.

Einen Zeitpunkt festsetzen

Es hilft nichts, die Mutter muss einen Zeitpunkt ankündigen. Ist die Zeit gekommen, kann die Mutter unter Vorwegnahme des Widerwillens ankündigen: „Spatz, komm mal, ich weiß, es nervt dich unheimlich, aber der Mama-Drache muss jetzt drauf bestehen, dass du das sofort machst. In zwanzig Minuten komm ich gucken, dann sind die Kleidungsstücke, die Bücher und die Barbies weggeräumt. Aber nicht alles nur in die Bettschublade stopfen, du kennst mich ja, ich guck dann nach."

Sarah mauzt: „Aber der Stefan hat noch viel mehr im Zimmer rumliegen, und er hat mit meinen Legos hier gespielt. Die räum ich nicht auf!"

Hier ist ein Zugeständnis nötig. Die Legos dürfen auf einem Haufen (sorgfältig zusammengehäufelt) liegenbleiben. Es hat wenig Sinn, sich hier in eine Diskussion darüber einzulassen, ob das nun tatsächlich stimmt oder nicht, vor allen Dingen, wenn man es nicht überprüfen kann. Ist alles andere beseitigt, können Mutter und Tochter nach kurzem Lob für das erfolgreiche Aufräumen in der Regel mühelos die Legos in die entsprechende Kiste füllen.

Die Freunde einspannen

Die Freunde sind gegangen. Das Bett ist nur zu erreichen, wenn man die Schrittechnik eines Storches besitzt. Bei der Aufforderung aufzuräumen, wird Oliver sauer: „Die räumen nie mit auf, aber bei denen muss ich immer mithelfen, und jetzt soll ich den ganzen Mist von denen allein wegmachen. Das ist gemein!“

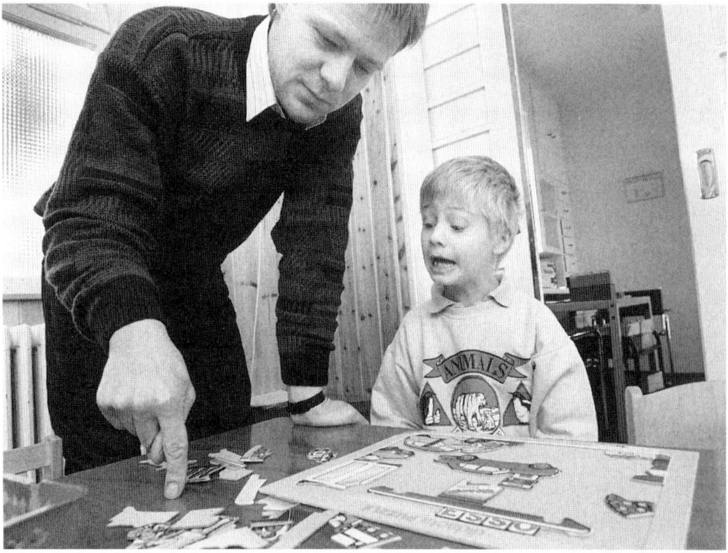

Hier ist der Erwachsene gefordert. Will er, dass die anderen auch mittun, muss er dies einfordern, bevor die anderen Kinder die Wohnung verlassen. Im anderen Fall muss er selbst mithelfen. Ein ADS-Kind empfindet sonst das Verhalten des Erwachsenen mit Recht als nicht in Ordnung.

Das Kind ziehen lassen

Die letzte Woche vor den Herbstferien war anstrengend, zwei schlechte Noten gab es, die Unlust stieg auf allen Seiten. Für die Ferien war geplant, dass das Zimmer des zwölfjährigen Phi-

lipp einmal so aufgeräumt sein muss, dass eine richtige Grundreinigung möglich ist. Am zweiten Ferientag darauf angesprochen, kontert Philipp: „Die anderen Mütter sind alle viel netter als du. Die haben Verständnis dafür, dass Kinder Ferien brauchen, du reagierst ja nur deine Wut an mir ab. Ich bin doch nicht dein Sklave. Warum wolltest du eigentlich Kinder? Ich zieh aus. Mir stinkts hier eh schon lang!" Philipp stapft nach oben, packt seinen Rucksack mit den wichtigsten Utensilien wie Walkman, Kassetten, Schlafanzug und Comics und marschiert zielstrebig mit Anorak und Stiefeln zur Haustüre, verlässt die Wohnung.

Solche emotionalen Ausbrüche entstehen aus einer Grundstimmung heraus, ausgelöst durch eine Kleinigkeit, immer wieder beim ADS-Kind/Jugendlichen.

Nur aus der Situation geboren, im maximalen Ärger, wird impulsiv der ganze Unmut „ausgespuckt", mit dem Effekt, dass das Kind dadurch seinen eigenen Ärger noch mehr steigert und die Sache für unaushaltbar hält. Gemeint ist die Mutter aber im Moment nur in ihrem Rollenanteil als „Aufräum-Tyrannosaurus", nicht als ganze Person.

Man sollte das Kind unbedingt ziehen lassen, es allerdings nicht noch verstärkt darauf hinweisen, dass man es gut findet, dass es geht. Wenn es heimkehrt, hat sich seine Erregung gelegt, und es meint relativ freundlich, dass es doch lieber zu Hause wohnen bleiben möchte. Am besten geht man zur Tagesordnung über und bespricht die ganze Sache erst wesentlich später, kurz und sachlich. Ein Berichten über diesen Eklat anderen gegenüber im Beisein des Kindes empfiehlt sich nicht, da dies als Bloßstellung empfunden wird. Zumal es ja irgendwie weiß, dass das wohl nicht so ganz in Ordnung war.

Aus Erfahrung kommt das Kind in der Regel 20 bis 50 Minuten später wieder zurück.

Der Jugendliche bleibt meist etwas länger weg. Kommt er dann wirklich nicht nach zehn bis zwölf Stunden, liegt der Verdacht nahe, dass hier in der Interaktion sehr viel schief gegangen ist und die Familie dringend überlegen muss, wie sie jetzt Hilfe bekommen kann. Denn eigentlich ist auch der Jugendliche nicht nachtragend.

Die motorische Unruhe

Sitzen ist anstrengend. Die Sitzposition wird deshalb immer wieder gewechselt, auch ein Anteil der „Hinterteil-Hyperaktivität".

Die Unruhe ist störend. Allerdings fuchtelt ein hyperaktives Kind nicht unentwegt mit Händen und Füßen, sondern hat eben nur seine Hände überall, fasst viel an, berührt viel oder manipuliert an Gegenständen. Es windet sich auch nicht ständig auf dem Stuhl, sondern rutscht hin und her oder verändert die Sitzposition, steht impulsiv auf.

Nicht selten muss festgestellt werden, dass das Kind Schwierigkeiten hat, seine Hüfte im 90-Grad-Winkel abzuknicken (überprüfbar dadurch, ob das Kind im „Langsitz" mit durchgedrückten Knien und geradem Rücken sitzen kann). Kommen die Knie hoch oder sitzt das Kind mit einem „Sitzbuckel", ist der Abknickwinkel meist größer, das richtige Sitzen auf dem Stuhl damit erschwert: Das Kind rutscht mit dem Oberkörper an der Lehne nach unten, mit dem Po auf dem Sitz nach vorn.

Die Aufmerksamkeitsspanne des Kindes ist kurz und es ist impulsiv. Aber es hilft gern, es „schafft" gern. Und unter diesem Aspekt betrachtet ist ein Management des Kindes oft möglich.

Sich einstellen auf das, was kommt

Das Kind ist unruhiger als das Gleichaltrige, aber die Unruhe kann sich unter bestimmten Bedingungen im Rahmen halten.

Das hyperaktive Kind muss wissen, wann eine ruhige Situation beginnen soll und wann sie endet. Wie alles, was von ihm erwartet wird, muss ihm das angekündigt werden. Das Einfordern dieser Situation muss ruhig und gleichmäßig erfolgen. Es kann nicht angehen, dass das Kind an einem Tag durchs Haus rennen darf und am nächsten Tag nicht.

Das Kind kann nur in Situationen ruhiger sein, in denen auch die Umgebung einigermaßen beruhigt ist. Aufregende Spiele, massive Bereizung sowie permanentes Einreden auf das Kind führen immer zu verstärkter Unruhe.

Das Kind wird zappelig, wenn es sich z. B. langweilt, etwas nicht schafft oder unter Zeitdruck steht. Es zappelt auch, wenn es sich sehr freut oder bedrückt ist.

Speziell kleinere Kinder sollten nicht länger am Tisch sitzen bleiben, als bis sie ihre Mahlzeit selbst beendet haben.

Manche Kinder nesteln dauernd herum, kauen am Pulloverkragen, an Bändern und an Stiften. Manche sind einfach „Beißer". Ein Vater: „Er wäre wohl am besten als Biber auf die Welt gekommen", nachdem der Junge im Laufe der Zeit seine hölzerne Bettumrandung abgenagt hatte.

Schimpfen nützt gar nichts, verschlimmert eher. Eine Analyse der Situation ist nötig. Nonverbales Unterbrechen mit Ablenken ist Erfolg versprechender. Leider muss akzeptiert werden:

ADS-Kinder können sich nicht austoben

Je mehr sie toben, desto mehr kreiseln sie in ein sehr hohes Erregungsniveau hinein und drehen auf. Sie können nicht selbst von sich aus auf die „Bremse treten". Sie geraten von einem Bewegungsmuster in das nächste. Sie wippen, hüpfen, rennen, sichtlich nur noch von der Bewegungswahrnehmung getrieben, die sie im Moment gerade spüren. Eine gezielte, motorische Aktivität unter Einsetzen grober Kraft hilft den Kindern, wieder zur Ruhe zu kommen (z. B. einen schweren Gegenstand holen, Stoßen, Ziehen etc.).

Die motorische Unruhe lässt sich lenken und kanalisieren, aber niemals „abstellen".

Abendliches Toben, wenn der Papa nach Hause gekommen ist, führt beim hyperaktiven Kind grundsätzlich zum Aufdrehen. Danach ruhig und lieb ins Bett zu gehen klappt nicht.

Bewusstes Anhalten und Stoppen mit nachfolgender Aufnahme von Aktivität sowie „Bremsenlernen" ohne moralisierendes Appellieren ist notwendig und sollte immer wieder zwischendurch geübt werden. („Ich möchte gerne, dass du einmal ganz schnell über den Hof zur Garage rennst und dann ganz langsam zurückkommst.") Der Amerikaner Bob Brooks berichtete 1995 von einem neunjährigen Jungen, der über sein Gefühl beim langsamen Gehen äußerte: „Das ist so, als ob ich mit Kopfweh über ein gespanntes Seil laufen muss."

Unerfüllbare Forderungen

Altersangepasste Beschäftigung mit Bewegungseinsatz, ohne Überstimulierung, hilft am besten.

Manche Anforderungen kann das ADS-Kind mit Hyperaktivität einfach nicht erfüllen, z. B. ruhig und lieb bei der langwierigen Taufzeremonie des jüngsten Geschwisterchens in der Kirchenbank sitzen bleiben oder geduldiges Abwarten im Restaurant, bis nach „ewiger Zeit" die Pommes frites serviert werden. Das hyperaktive Kind kann nicht geduldig sitzen bleiben, Erwachsenengesprächen lauschen oder eine Städtebesichtigung manierlich mitmachen. Die Beschäftigung mit Interessantem hilft dem Kind in eine ruhigere Phase.

Christian, sechs Jahre, muss ruhig sein, da die Familie an einer wichtigen Unterredung teilnehmen soll. Er hampelt, der Vater nimmt ihn an den Händen, er staucht. Er wird dann auf die Bank gesetzt, springt sofort auf und setzt sich auf ein Mäuerchen daneben. Sein großer Bruder geht zu ihm hin, beginnt mit ihm ein Rechenspiel. Christian ist interessiert, macht mit und sitzt so lange recht still auf dem Platz, wie das Spiel dauert.

Auch wenn das Kind ruhig vor dem Gerät sitzt, eskaliert die Unruhe häufig unmittelbar danach.

Beim Kind muss eine genaue Kontrolle der Fernseh- und Computerspielzeiten erfolgen, mit der Maßgabe, je weniger, desto besser. Die Bereizung hier ist sehr motivierend. Oft ist die Sendung aber sehr spannend, und das Erregungsniveau steigt.

Eine besondere Herausforderung – das hyperaktive Kleinkind

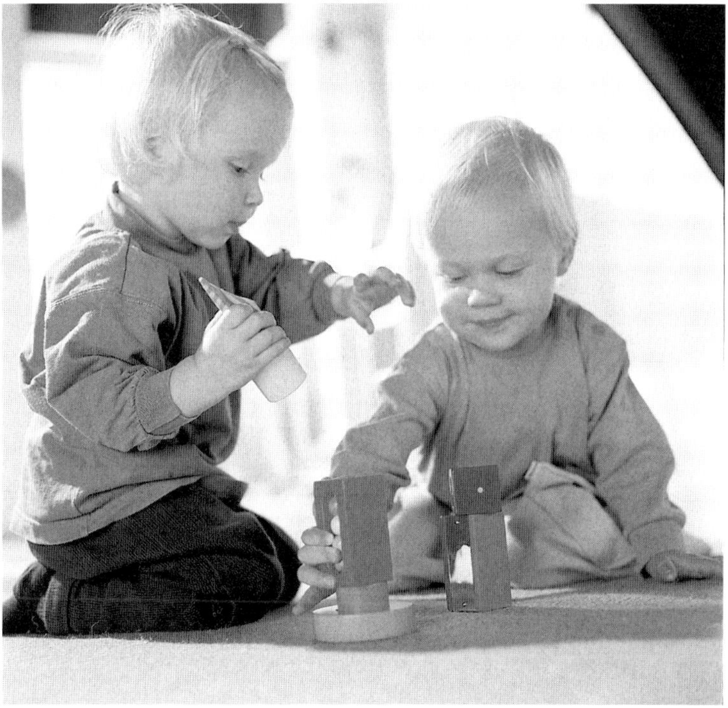

Meistens ist dieses Kind von Anfang an „anders“ und fordert besonders viel Einfühlungsvermögen.

Dieses Kind braucht viel Aktion, aber keine Überreizung.

Zunächst ist hier eine weit reichende Einstellungsänderung vonnöten. Dieses Kind ist wirklich häufiger wach und schläft weniger als andere Kinder und hat bisweilen ganz erheblich mit seinem Verdauungssystem zu kämpfen. Das Schreien reduziert sich nicht durch übermäßiges Ablenken des Kindes mit immer neuen Dingen und „viel beruhigendem Reden". Schaukeln, bisweilen lieber ohne Körperkontakt im Kinderwagen, oder leise Vibration im Autositz bringen es eher zur Ruhe. Spaziergänge sollten in der Natur, nicht im Getümmel der Einkaufscenter erfolgen.

Den Alltag bewältigen

Selbstverständlich müssen bestimmte Areale tabuisiert werden, z. B. der Fernseher oder die Stereoanlage.

Ein Jobsharing zwischen den Bezugspersonen, durchaus unter Zuhilfenahme einer dritten oder vierten Person, mit der Möglichkeit, dass jeder immer wieder ein bisschen ausruhen kann, ist besser als das Appellieren an eine dringend notwendige „gute Mutter-Kind-Bindung", bei einer verzweifelt erschöpften, jungen Mutter.

Wickeln und Anziehen erfolgen am besten auf dem Fußboden. Essen gelingt am besten mit dem Umbinden eines mindestens tischdeckengroßen Latzes. Bei der häufig frühen Fähigkeit der Kinder zu stehen und zu laufen sollte die Wohnung möglichst bald kindersicher gemacht werden. Angesichts der Kletterleidenschaft müssen Regale, Steckdosen, oft auch Fenster, unbedingt gesichert sein.

Bei der Geschwindigkeit der Kinder und ihrem Erfindungsreichtum müssen aber Dinge, die nicht erreicht werden sollen, wirklich gut verwahrt werden. „Mutig", wie es nun einmal ist, muss man auch in den Außenbereichen wachsam sein.

Gefährlicher Einfallsreichtum

Nadja, 18 Monate, steigt auf die Untersuchungsliege beim Kinderarzt, während der ihrer Mutter im kleinen Zwischenflur um die Ecke ein Röntgenbild zeigt. Sie versucht, die Wärmelampe herunterzureißen. Als ihr das nicht gelingt, steigt sie von der Liege aufs Waschbecken um und zieht das Otoskop aus der Steckdose, in der es zum Aufladen steckte. Dann steigt sie über den Heizkörper auf den Instrumentenwagen und wirft dort alles um, was sie finden kann: Tupfer, Spatel, die Waagschale der Babywaage. Anschließend erwischt sie beim Wegrennen noch schnell den Telefonhörer und flitzt an der Mutter und an dem Arzt vorbei, um den Sprechstundenhilfen an der Aufnahme beim Sortieren der Patientenkarteikarten zu helfen.

Es muss in Kauf genommen werden, dass die Kinder sich viele spannende Sachen einfallen lassen, während die Eltern ausschlafen. Auch tagsüber ist es notwendig, dass die Bezugsperson, die das Kind hütet, ununterbrochen blitzwach ist.

Die Hoffnung auf genüsslich langes Ausschlafen am Wochenende muss vorübergehend aufgegeben werden.

Jonas, 18 Monate, hat entdeckt, wie die Kühlschranktür auf- und zugeht. Interessiert wickelt er, während die Mutter im Schlafzimmer beschäftigt ist, hingebungsvoll die eben gekauften Aufschnittscheiben aus und pflastert mit diesen vor der offenen Kühlschranktür den Küchenboden. Einen Tag später hat er genau beobachtet, dass die Mama zum Öffnen der Küchenbalkontür den Verschlusshebel herunter- und anschließend wieder hochdrückt, damit sich die Türe schließt. Kaum war die Mutter draußen auf dem Küchenbalkon, um das Staubtuch auszuschütteln, hat der Junge die Balkontür zugedrückt und den Hebel hochschnappen lassen. Ihn wieder herunterkriegen konnte er nicht, dazu war er noch zu klein. Die Mutter blieb ausgesperrt.

Nadja, zwei Jahre, hat im Fernsehen die „Biene Maja" gesehen, stellt sich nun auf die Waschmaschine neben das Fenster des Badezimmers im dritten Stock und möchte vom Fensterbrett aus Biene Maja spielen.

Frühe Konsequenz ist notwendig

Konsequent muss eingefordert werden, dass das Kind, wenn es im Bett ist, auch dort bleibt.

Das ADS-Kind muss frühzeitig an sein Kinderzimmer gewöhnt werden, eventuell mit einem Türgitter als Rahmen für sein Territorium. Regelmäßig muss es immer wieder kurze Zeiten bekommen, in denen es deutlich instruiert wird, jetzt für sich etwas zu tun.

Früh gewöhnen sich die ADS-Kinder den Mittagsschlaf ab und werden dann ab dem späten Nachmittag sehr quengelig. Es lohnt sich, diese Phase mit vielen Spaziergängen draußen zu überbrücken. Andernfalls riskiert man sonst bei endlich einsetzendem Mittagsschlaf zwischen 14 und 16 Uhr, dass das Kind dann erst wieder um 23 Uhr nachts wirklich müde wird. Die Auswirkungen für die Eltern sind entsprechend.

Ist das Kind auch tagsüber sehr unzufrieden, obwohl man es beschäftigt, ist sorgfältig zu beobachten, ob das Kind vielleicht gar nicht recht weiß, was es mit sich selbst anfangen soll.

Dennis, knapp zwei Jahre, windet sich auf dem Schoß der Mutter und schreit anhaltend. Er kann sich kaum artikulieren, kann nicht einmal kurz den Blick da halten, wo seine Händchen gerade manipulieren. Die Mutter versucht, ihn mit Worten zu beruhigen, jedoch ohne Erfolg. Die Therapeutin zeigt der Mutter, wie sie das Kind auf dem Schoß (Rücken des Kindes am Bauch der Mutter) dazu hinführen kann, das anzuschauen, was es anfasst, indem sie mit aufrechtem Oberkörper die Haltung des Kindes führt, mit der einen Hand seine Hand zum Gegenstand lenkt, mit der anderen Hand sanft das Köpfchen führt (ohne Druck und Einengung). Plötzlich rutscht das Klötzchen in die Form-

box, das Kind ist interessiert, schlagartig hört das Schreien auf – aber nur kurzfristig. Immer wieder geübt, lernt der Junge so das Spielen. Das Schreien wird immer weniger.

Ein Haushalt mit einem hyperaktiven Kleinkind kann niemals perfekt sein

Wenn das Kind als kleiner Haushaltshelfer mit Beschäftigungen wie Ausschütteln, Abreiben, Fegen etc. eingesetzt wird, ist der Alltag erträglicher. Ruhephasen des Kindes muss die Mutter auch für sich als Ruhephasen nutzen, keinesfalls sollte sie versuchen, in dieser Zeit in rasendem Tempo Wichtiges zu erledigen. Hat das Kind immer etwas zu tun und hat man sich den Anspruch abgewöhnt, dass das Kind für sich mit altersentsprechendem Spielzeug spielen können sollte, wird es erfreulicher.

Eine Phase des Manschens mit dem Essen muss sein. Beim ADS-Kind kann dies merkwürdige Auswüchse bekommen.

Eindeutige Regeln aufstellen

Regeln lernen, klare Formulierungen und noch viel klarere Signale sind Voraussetzung, selbstverständlich gepaart mit eindeutiger Konsequenz, immer sofort „in der Situation".

Alexandra, zweieinhalb Jahre, weiß, dass der CD-Player tabu ist. Aber seine Knöpfe reizen sie. Schon wieder hat sie die Finger dran. Der Papa sagt: „Ich zähle bis drei, Alexandra, und dann sind die Pfoten dort weg. Eins, zwei und die letzte Zahl heißt – ah, ja." Alexandra hat die Hände vom Gerät genommen. Hätte sie dies nicht getan, wäre der Papa mit Sicherheit zu ihr gelaufen und hätte sie vom Gerät entfernt und etwas unsanft an einem anderen Platz in der Wohnung wieder abgestellt.

Der uralte Spruch „Reden ist Silber, und Schweigen (dabei Handeln) ist Gold" erweist sich bei diesen Kindern als allen anderen Erziehungsmethoden überlegen.

Die „1-2-3-Regel", bei Verboten regelmäßig und konsequent eingesetzt, hat in ihrer Verkürztheit eindeutigen Signalcharakter, wenn man gleichzeitig darauf verzichtet, ununterbrochen andersartig auf das Kind einzureden.

Verträge schließen

Schon im Kleinkindalter, etwa ab zweieinhalb Jahren, sind kleine „Verträge" möglich.

Krisen kann man vorbeugen. Die hilfreichen „Verträge" müssen nur immer wieder gleich formuliert vor den Situationsetappen verdeutlicht werden.

Die Mutter will nicht, dass beim Einkaufen plötzlich ein Bedürfnis entsteht, dass das Kind etwas jetzt sofort haben will, was es sieht.

Dies kündigt sie schon beim Weggehen an. „Wir gehen einkaufen, aber nur das, was hier auf dem Zettel steht: zwei Tü-

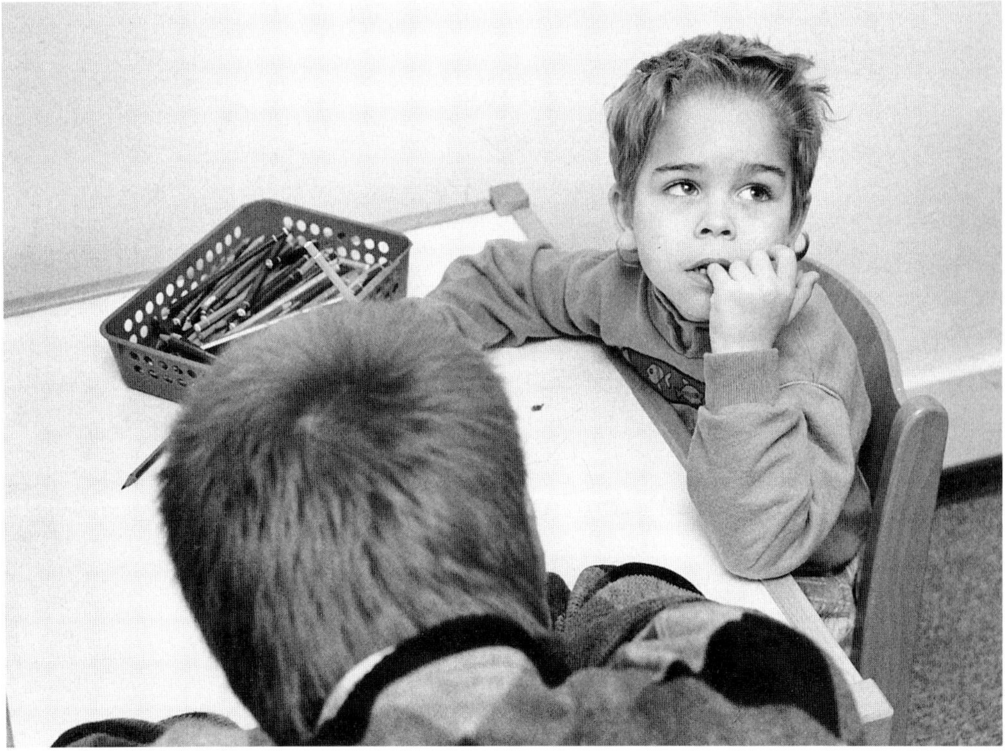

ten Milch, Apfelsinen, Butter und Knäckebrot." Sie stellt auch eine Belohnung in Aussicht. „Wenn wir nur das mitnehmen und nichts anderes, dann gehen wir danach auf den Spielplatz zur Rutsche." Im Auto, auf dem Parkplatz vor dem Laden, betont sie nochmals die Belohnung des Rutschens nach dem Einkaufen nur nach Zettel. Beim Betreten des Ladens erinnert sie: „Wir holen jetzt die Milch und die Apfelsinen, Butter und Knäckebrot. Und was machen wir dann?" Sie wartet die Antwort des Kindes ab oder wiederholt selbst: „Dann gehen wir rutschen."

Im Laden, wenn das Kind dann doch nach einem Überraschungsei greift, wiederholt die Mutter eindringlich, aber ruhig: „Aber das steht nicht auf dem Zettel. Wir wollen doch rutschen gehen!"

„Halt, stehenbleiben, das Männchen ist doch rot!"

Was hier mühsam klingt, ist eingeübt eine Serie kurzer, wirksamer Erinnerungen für das Kind.

In einem bestimmten Bereich sind fast alle Eltern instinktiv, ohne lange nachzudenken, sehr fest, klar, konsequent und trotzdem freundlich und bleiben absolut einschätzbar: bei der Verkehrserziehung ihres Kindes.

Das wiederholte „Wir wollen doch rutschen gehen" wirkt wie eine „Leitplanke" für das Kind, an der es sich orientieren kann, um zu seinem erwünschten Ziel zu kommen.

Klappt es nicht, ist eine kurze, knappe Intervention nötig (das Überraschungsei wird dem Kind aus der Hand genommen), und ein ruhiger Kommentar erfolgt: „Schade, so können wir nicht rutschen gehen!" Wenn die Mutter dem Kind deutlich und konsequent, ohne viel Worte, sofort das Ei aus der Hand nimmt und dann die in Aussicht gestellte Belohnung des Rutschens sicher nicht erfolgt, lernt das Kind im Lauf der Zeit „Beim Einkaufen gibt es nur das, was die Mami mitnimmt."

Zum Schluss ein Trost: Die Eltern von Kleinkindern mit dem ADS können ihre Kinder genauso erziehen, wie diese das brauchen.

Keine Diskussionen!

Ab dem dritten Lebensjahr sagt das Kind häufig: „Ich will aber nicht“ und „Ich will/möchte“. Wenig Diskussion, klare Vorgaben darüber, was geht und was nicht (z. B. bei jedem Einkauf eine Süßigkeit oder nicht) sowie der Spruch „Der Willi ist verreist und der Möchti hat Dauerurlaub“ bringen viel.

In dieser Lebensphase hilft auch, freundlich und ruhig angewandt, dass man mit dem Kind zusammen „den Bock einfach vor die Türe“ stellt.

Die ganz andere Herausforderung – der Teenager mit ADS

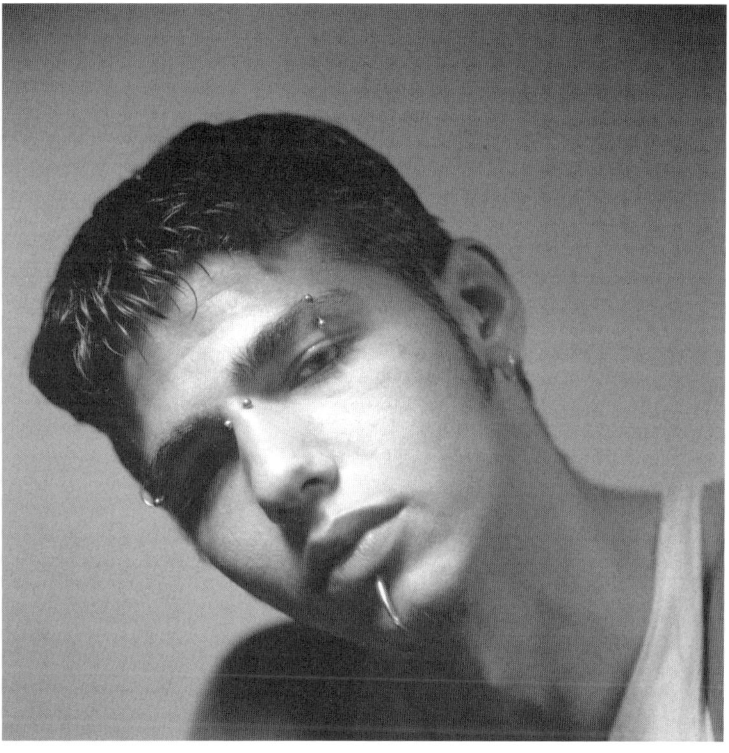

Die „Superpubertät“ scheint die Probleme zeitweise zu vervielfachen. „Selbstständigkeit“ entwickelt sich erst sehr spät.

Entgegen dem Mythos, in der Pubertät wachse sich das Syndrom aus, gibt es Kinder mit dem ADS, bei denen es in der Pubertät „erst richtig losgeht".

Alle Jugendlichen sind in der Pubertät schwierig, können zwar inzwischen unterscheiden zwischen ihrer Persönlichkeit und ihrem Verhalten, können immer besser so denken wie ein Erwachsener, Handlungsalternativen abwägen – allerdings sind sie speziell in dieser Entwicklungsphase nur am eigenen Bedürfnis orientiert.

Die Altersgenossen sind mit ihren Meinungen wichtiger als die Eltern. Durch unterschiedliche Reifungsgeschwindigkeiten erlebt jeder Teenager immer wieder das Phänomen, ausgegrenzt zu sein, und fühlt sich verraten. Jeder Jugendliche muss die ehemalige Identifikationsfigur aus dem sechsten und zehnten Lebensjahr kritisch hinterfragen und vom „Sockel ziehen".

Alle Kinder überlegen sich im 5./6. und 9./10. Lebensjahr, dass sie, wenn sie groß sind, eine Frau bzw. ein Mann werden, je nach Geschlechtsidentität. Automatisch wird das geschlechtsspezifisch gleiche Vorbild, Mama oder Papa, besonders beobachtet. In dieser Phase besteht eine besonders enge Bindung zwischen den gleichgeschlechtlichen Familienpartnern mit Rollen imitierenden Verhaltensweisen. In der Pubertät erfolgt dann durch Hinterfragen strikte Abgrenzung von eben dieser Person.

Die Superpubertät mit ADS

Der Jugendliche mit dem ADS tut dies auch alles, allerdings in extremer Form. Es steht also eine konfliktträchtige Zeit bevor.

Der hypersensible Jugendliche ist sehr verletzlich, bezieht erst recht alles auf sich persönlich, ausschließlich auf sich persönlich. Er erlebt die pubertären Stimmungsschwankungen noch viel intensiver als seine „normgesteuerten" Kameraden. Daneben hört er selbstverständlich auf andere – bloß nicht auf seine Eltern.

Auch der ADS-Jugendliche wird müde, kämpft mit morgendlichen Schwindel- und Kopfwehattacken bei wachstumsbedingten Blutdruckschwankungen, ist übersensibel und oft erheblich „leidend“. Er ist dennoch nach wie vor innerlich unruhig und ausgesprochen unorganisiert. Es gelingt ihm einfach nicht, so zu sein, wie er möchte und soll. Der Jugendliche, der nicht hyperaktiv war, kann sich noch weniger „aufraffen“, eine Tätigkeit zu beginnen.

Die Hyperaktivität verschwindet entwicklungsstufengemäß meist während des „Jugendlichen-Schlaffheitsstadiums“.

Verhalten in der Schule

Schule wird nun besonders quälend. Ein seelisches Unwohlsein besteht nun noch zusätzlich. Der intersoziale Vergleich setzt vermehrt ein. „Irgendwie“ spürt der Jugendliche, dass alles nicht so klappt, man sich „zusammenreißen“ müsste. Manchmal ist der Geist dann schon willig, aber das Fleisch sehr schwach. Tritt gehäuft Misserfolg ein, verstärkt sich der Widerstand. Wenn die Chance zur Vermeidung besteht, wird sie gern noch schneller genutzt als früher, z. B. wird der Jugendliche jetzt gern krank, um nicht zur Schule gehen zu müssen, bis hin zur Schulverweigerung.

Ein Ausgegrenztsein von anderen und schlechte Leistungsergebnisse werden bewusster wahrgenommen.

Florian, vierzehn Jahre, ist ungern strengen Erwachsenen „ausgeliefert“. Er fühlt sich gleich angeschrien und schafft dann nichts mehr. Vor den Sommerferien hatte er ein „dummes“ Erlebnis mit einem Ersatztrainer in der Sportgruppe. Florian regte sich so auf, dass ihm schlecht wurde. Nach den Sommerferien bekam er als neues Fach Latein dazu. Der neue Lehrer, der dieses Fach unterrichtet, hatte einen ähnlichen Tonfall wie der Trainer. Florian wurde es schlecht in der Schule, er bat um Unterrichtsbefreiung und ging nach Hause. Seine Mutter war besorgt, als ihm am nächsten Morgen wiederum schlecht war, und er durfte zu Hause bleiben. Nachmittags rief ein Freund an und überbrachte die Nachricht, dass der Lateinlehrer strenges Ab-

fragen angekündigt hatte. Florian war am nächsten Morgen wieder schlecht. Er durfte zu Hause bleiben und las am Vormittag gemütlich im Bett die Morgenzeitung. Tage vergingen, die morgendliche Übelkeit hielt an.

Der Arzt fand keinen organischen Befund. Das Suchen nach den Ursachen begann, lange Unterredungen in der Familie fanden statt. Florian versicherte mehrfach, dass er durchaus zur Schule gehen wollte, es aber einfach nicht schaffe. Er wisse auch nicht, warum. Besorgt um die offensichtlich erhebliche Verstimmtheit des Sohnes wurde psychiatrische Hilfe erbeten. Ein mehrmonatiger, stationärer Aufenthalt in der Kinder- und Jugendpsychiatrie bei der Diagnose „Schulphobie" wurde empfohlen. Erschreckt suchten die Eltern erst noch Hilfe beim Heilpraktiker und bei einer Beratungsstelle. Florian kochte sich morgens um acht Uhr mittlerweile einen Kakao und las täglich vormittags über Stunden Zeitung. Seine schulische Lücke wurde immer größer.

Schlachtfeld Schule

Schulverweigerung ist ein nicht selten anzutreffendes, schwieriges Problem beim Jugendlichen mit dem ADS im Alter zwischen zehn und vierzehn Jahren.

Der Jugendliche kann sich so in die körperliche Missbefindlichkeit hineinsteigern, hat große Angst vor dem Ausgelachtwerden, wenn er dann doch wieder zurückkehren würde, und solche Angst vor dem Berg, der dann nachgearbeitet werden muss, dass er lieber im Rückzug verbleibt. Intensive, möglichst rasch einsetzende und immer verhaltenstherapeutisch orientierte Intervention kann Abhilfe schaffen, wenn Eltern und Schule mitmachen.

Der Jugendliche wünscht sich, ernst genommen zu werden, wechselt allerdings die Einstellungen und Meinungen extrem schnell. Er kann dazwischen im Brustton der Überzeugung auch noch auffallend Kindliches äußern, sodass die Umgebung schwer zu kämpfen hat, ihn so zu nehmen, wie er sich das wünscht.

Extreme und Schwankungen

Mit zwölfeinhalb noch überzeugter Nichtraucher mit ausgeprägter Propaganda dafür, kann es zwei Wochen später passieren, dass der Jugendliche raucht. Der vehemente Alkoholgegner kann plötzlich mit dreizehn abends mit einem regelrechten Vollrausch nach einer halben Flasche Rum erscheinen.

Experimentiert wird spätestens zwischen 15 und 16 mit allem Möglichen „ein bisschen".

Abgewehrt wird moralisierendes Dozieren über gesellschaftliche Regeln und deren Einhaltung und Appelle an Vorsichtsmaßnahmen. Der Jugendliche ist überzeugt, dass ihm nichts passieren wird, dass er intelligent mit solchen Dingen umgeht und genügend über Sexualität, Aids etc. weiß.

Einflussmöglichkeiten für Eltern

Um ihn überhaupt noch zu „erreichen", unterhält man sich am besten in seinem Beisein über Problemthemen mit Bekannten und Freunden und lässt hierbei Einschätzungen einfließen. Damit sollte man allerdings so früh wie möglich beginnen, der Erfolg ist ungleich größer als bei direkt geführten Gesprächen. (Nebenher wird alles und jedes registriert.)

Der Jugendliche braucht eine Art „Basisschiene", nämlich die Einforderung der Eltern, einen Schulabschluss und einen Berufsabschluss zu erreichen.

Daneben müssen einige strukturelle Eckpunkte vorgegeben sein wie: „Wir erwarten, dass du dich an die Bestimmungen des Jugendschutzgesetzes hältst, einige Hausregeln einfach akzeptierst, grundsätzlich in etwa angibst, wo du dich aufhältst und dass du pünktlich bist (selbstverständlich mit akademischer Viertelstunde)."

Unterlassen sollten Eltern allerdings das Aussprechen ständiger Befürchtungen, das Vorhersagen, was passiert, wenn der Jugendliche nicht mitmacht, nicht gut ist in der Schule etc. Spontan vom Zaun gebrochene Diskussionen von Elternseite führen grundsätzlich zum Eklat, ähnlich wie ständiges Nörgeln und Herumstreiten wegen Kleinigkeiten.

Angeschrien oder geschlagen zu werden ist für ihn das Erniedrigendste, was es gibt.

Das Zimmer kann nur aufgeräumt werden, wenn klar vereinbart worden ist, wann. Ein freundlicher Appell mit Vorwegnahme der Missbefindlichkeit des Jugendlichen „Ich weiß, es nervt dich ungeheuer, aber wir hatten abgemacht, dass ...“ ist jedes Mal davor nötig.

Speziell beim Jugendlichen ist das Verstärken positiver Ansätze sehr wichtig, das Beobachten seiner Stärken ebenso, aber auch das Beobachten seiner Schwächen und Irritationen.

In der Schule kommt es beim Jugendlichen mit ADS in der Regel immer wieder zu ausgeprägten „Hängern“. Häufig ist die Einbeziehung neutraler Dritter dringend notwendig.

Jugendliche mit ADS: Die Selbsterkenntnis

Er muss sich verstehen lernen, sich mit der bitteren Erkenntnis auseinander setzen, etwas anders lernen zu müssen etc.

Die Auseinandersetzung des Jugendlichen mit seiner Diagnose muss jetzt (erneut) erfolgen.

Gemeinsam sollten Vereinbarungen getroffen werden und Arbeitshilfen überdacht werden. Speziell für den Jugendlichen mit ADHS ist es sehr schwierig zu akzeptieren, dass er eigentlich mehr lernen muss als Gleichaltrige.

Den Jugendlichen „überleben“ Eltern in der Regel nur, wenn sie sich immer wieder die Basisproblematik des ADHS vor Augen führen, einen gewissen Sinn für Humor (wenn auch vorübergehend Galgenhumor) mobilisieren und sich immer wieder auch mal ein bisschen Ferien von ihrem Jugendlichen gönnen.

Probleme unseres Schulsystems

Unser Schulsystem macht es heute speziell dem Jugendlichen sehr schwer, sich seiner tatsächlichen Grundbegabung entsprechend umzusetzen.

Die Motivation eines die Schule verweigernden ADHS-Jugendlichen mit Fernzielen (Versprechen eines PCs bei Erreichen des Klassenziels) klappt oft nicht, was die Eltern nötigt, ihre Erwartungen unter Umständen zurückzuschrauben und trotzdem an ihren Jugendlichen zu glauben (mit der Möglichkeit, dass er später den viel schwierigeren zweiten Bildungsweg beschreitet, insbesondere, wenn er sein Selbstwertgefühl erhalten oder wieder erlangen konnte).

Bei Verhaltensexzessen muss zunächst Ruhe bewahrt werden und überlegt werden, was schlimmstenfalls denn noch passieren kann. Eine Besprechung mit anderen betroffenen Eltern kann hier sehr entlastend und hilfreich sein.

Ein Trost: Jugendliche mit ADHS sind „Stehaufmännchen"

Ein Jugendlicher mit ADHS fällt, wenn er noch ein bisschen Selbstwertgefühl hat, in der Regel immer wieder auf die Füße, auch wenn manchmal eine lange „Schlitterpartie auf den Knien und Asphaltberührung mit der Nase" absolviert werden muss.

Sabrina ist ein „Träumerchen" gewesen. Selbst organisiertes Lernen gelang nicht in der Pubertät. Schlechte Noten häuften sich, Hilfen wurden blockierend abgewertet. Bei zunehmender Frustration trat sie den Rückzug an mit exzessivem Lügen und Klauen. Die Situation wurde so verfahren, dass der zugezogene Beratungslehrer wirklich nichts Positives zu berichten wusste. Sie habe allerdings ein gutes soziales Engagement, das sei ja aber die Identifikation mit dem Unterlegenen.

Die Schulprüfung misslang zunächst und musste mit viel Druck der Eltern wiederholt werden. Zweimal wurde die Lehrstelle gewechselt. Ab dem 20. Lebensjahr schien dann plötzlich der „Groschen gefallen zu sein", die Eltern hören fast nur noch Positives über ihr Kind.

Gefahren für ADHS-Jugendliche

Je besser ein Jugendlicher eingebunden ist in ihn faszinierende Sportarten und soziale Aktivitäten, je weniger seine Eltern seine „Probemeinungen" rüde zurückweisen, ihm Strafe androhen bei Zuwiderhandlung gegen Gebote, verständnislos an seine Einsicht appellieren, desto weniger ist er gefährdet, in „schwierige Gesellschaft" zu rutschen und aus Langeweile allen möglichen Blödsinn auszuprobieren.

In unserer Gesellschaft heute sind ADS-Jugendliche mit ihrer Sensibilität und Beeinflussbarkeit ausgesprochen gefährdet.

Hilfreiche Freizeitaktivitäten

Im Sport sind alle Zweiersportarten wie Tennis, Tischtennis, Fechten, Judo sehr geeignet.

Sportarten mit klaren Regelvorgaben und einem interessanten „Schlagabtausch" sind gut für ADS-Jugendliche. Judo hat zur Verbesserung des Körperschemas mit den Abrollübungen sogar fast schon therapeutische Wirkung, wie auch Amipur 1992 betont.

Eine Kampfsportart sollte möglichst nicht in Frage kommen, speziell beim hyperaktiven Kindertyp, da das Kind/der Jugendliche sonst in kritischen Situationen durch seine Impulsivität regelrecht zur „Waffe" werden kann.

Spannende und herausfordernde Einzelsportarten können ungewöhnlich disziplinierend wirken, speziell wenn Gefühl, Denken und schnelles Reagieren nötig sind wie z. B. beim Segeln, Reiten oder Schießsport.

In sich stark disziplinierende, dabei doch ruhig ablaufende Sportarten wie Angeln und Golf werden von den ADS-Jugendlichen oft regelrecht geliebt.

Mannschaftssportarten wie Fußball und Handball, Basketball und Volleyball sind nur bei außergewöhnlichem Ballgeschick zu empfehlen, da bei der Impulssteuerungsschwäche das Foulen immer wieder unwillkürlich passiert und dann auch noch im Sportbereich Ausgrenzung an der Tagesordnung ist.

Soziale Aktivitäten in gemischtaltrigen Gruppen, in denen Helfen mit wechselnden Thematiken und Einsatzbereitschaft gefordert wird, werden häufig sehr gern angenommen und können sich – je nach Gruppenleiter – ausgesprochen förderlich auf die Sozialisation auswirken, fast sogar etwas therapeutisch. Zu nennen sind hier:

- die Pfadfinder
- das Jugend-Rot-Kreuz
- die Arbeitersamariter
- der Johanniter-Unfalldienst
- die Jugendfeuerwehr
- das technische Hilfswerk
- DLRG.

Wie kann es in der Schule klappen?

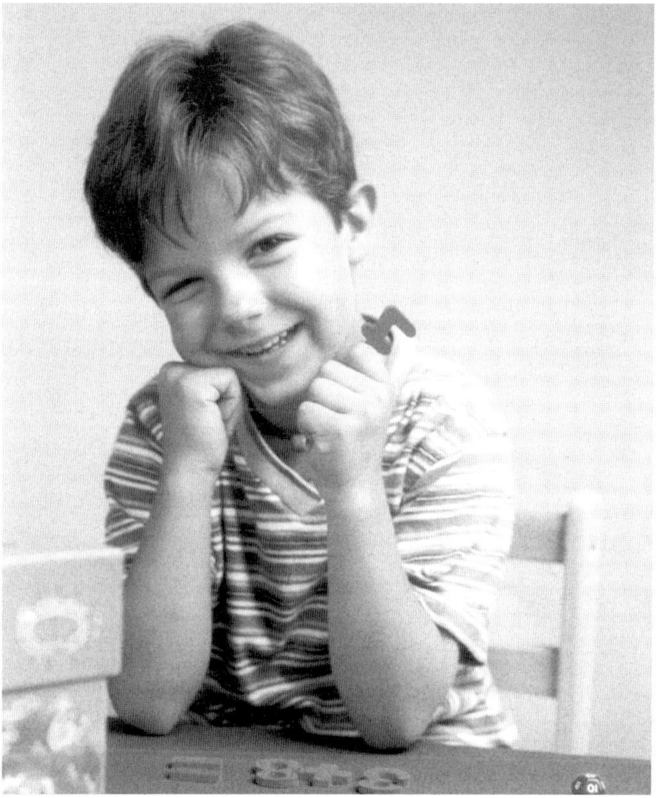

Je besser die Lehrer Bescheid wissen und je enger die Zusammenarbeit zwischen Eltern und Schule wird, umso weniger Probleme hat das ADS-Kind im Unterricht.

Die gegenwärtige Schulsituation ist für Kinder, Eltern und Lehrer schwieriger geworden.

Leider nehmen bei vielen Kindern heute Aufmerksamkeitsstörungen durch Medienüberreizung und vielfältige Kummerbereiche (Trennung und Scheidung der Eltern, Bedrohung durch Arbeitslosigkeit oder Wohnungsnot, häufiges Umziehen, Krankheit in der Familie etc.) zu.

Hektik, Zeitmangel wegen vielfältiger Verpflichtungen, hohe Leistungsanforderungen, immer uneinheitlichere Erziehung, zunehmende Unstrukturiertheit, Mangel an Markierungen und leider auch Überforderung durch Bildungssysteme, die nicht an den entwicklungsbiologischen Notwendigkeiten von Kindern orientiert sind, führen zunehmend zu Erschöpfungszuständen, Nervosität, Unruhe, Müdigkeit, Kopf- und Bauchschmerzen, Gereiztheit, Angst und Konzentrationsproblemen. Häufig werden diese Irritationen verstärkt durch unklare oder überfordernde Erwartungen an die Kinder/Jugendlichen aus der Familie.

Eingeschränkte Bewegungsangebote und speziell in Ballungsgebieten reduzierte Spielflächen führen zu einem Mangel an Bewegungserfahrung, mit erheblicher Auswirkung auf die Wahrnehmungsfunktionen von Kindern.

Die Gesellschaftsstruktur wird immer pluralistischer, freizügiger, aber leider in den Reaktionen, z. B. auf „Kinderstreiche", auch immer uneinschätzbarer. Entweder bagatellisierend oder streng verurteilend.

Unerkannte Teilleistungsstörungen

Die mangelhafte Kenntnis über störungsspezifische Dysfunktionen wie Teilleistungsschwächen, Bewegungskoordinationsstörungen (oder z. B. beim ADS-Kind die typische schlechte Schrift bei schnellem Schreiben) bei noch immer viel zu vielen Fachleuten und professionellen Erziehern führt entweder direkt oder über die verunsicherten Eltern zu Etikettierungen, Vorwürfen, Appellen, Moralisierungen und Abwertungen der betroffenen Kinder. So gelten Kinder mit einer Teilleistungsschwäche in Mathematik leider häufig immer noch einfach als dumm, während es für lese- und rechtschreibschwache Kinder inzwischen (über den „Legasthenie-Paragraphen" allmählich verbreitet) doch Verständnis gibt.

Es gibt mindestens ebenso viele rechenschwache wie rechtschreibschwache Kinder.

In der allgemein bildenden Schule soll der Lehrer individuell fördern und stützen, die Kinder mit ihren individuellen Bedürfnissen erkennen und betreuen, dabei möglichst jedem gerecht werden, ohne Gleichmacherei. Die Schule soll ein Lebensraum sein, in dem sich das Kind wohl fühlen kann. In der Grundschule sind die Klassenzimmer daher mit viel anregendem Material und Dekorationen ausgestattet.

Freude am Lernen und Notengebung

Fließende Übergänge im Unterrichtsverlauf und Fächer übergreifendes Lernen mit „Entfrachtung" des Lehrplans sollten bisher dafür sorgen, dass die Kinder viel Spaß beim Lernen haben. Auf ganzheitliche Erfassung des Stoffes wird Wert gelegt. Gegenwärtig sollen Kinder nun zunehmend Freiräume zum selbst bestimmten Lernen bekommen, mit dem Ziel, dass sie möglichst nach ihren eigenen Bedürfnissen, ihrem spezifischen Lerntempo lernen können. Man ist der Meinung, die Motivation und auch die Konzentration entstehe ganz von allein bei Beschäftigung mit entsprechendem Material in der „Freiarbeit". Der Lehrer soll in diesen Arbeitsphasen in den Hintergrund treten.

Bisher sollte mit möglichst viel Veranschaulichung gearbeitet werden und Aktivität im Unterricht eingebaut werden. Systematik und strukturierter Unterrichtsaufbau sowie einübendes Wiederholen rückten dadurch in den Hintergrund.

Die Leistungen der Kinder müssen durch den Lehrer aber spätestens in der dritten Klasse bewertet werden, Noten müssen gegeben, über eine Versetzung oder den Besuch einer weiterführenden Schule entschieden werden.

Anforderungen an Lehrer

Frühzeitig soll der Lehrer die Kinder zum sozialen Miteinander in der Partnerarbeit oder am Gruppentisch bewegen, er soll sie zur Einsicht in ihr Tun anhalten, sozial wie auch beim Arbeiten.

Er sieht sich in seinem Arbeitsalltag eingekeilt zwischen den Forderungen, die der Lehrplan an ihn stellt (entsprechend den jeweiligen, „neuen", pädagogischen Erkenntnissen), den Elternerwartungen und der Kinderrealität. Häufig fühlt sich der Lehrer überfordert, reagiert nicht selten mit Abwehr gegenüber spezifischen Notwendigkeiten aus medizinischer oder psychologischer Sicht für das jeweilige Kind.

Lehrer erwarten von ihren Schülern, dass sie die Fähigkeit haben, zu verstehen, zu kommunizieren, zu relativieren, geduldig und diszipliniert zu sein und fair zu den anderen. Für das ADS-Kind/den Jugendlichen ist das alles sehr, sehr schwierig.

In seiner Ausbildung hat sich der Lehrer nicht nur mit seinem Fach, sondern auch mit oft hoch stehenden, pädagogischen Theorien auseinandergesetzt. Er erwartet Freundlichkeit und Interesse, Engagement, Selbstständigkeit und Freiwilligkeit beim Tun. Er geht davon aus, dass Regeln befolgt, seine Forderungen akzeptiert und gestellte Aufgaben erledigt werden.

In der Regel hat er gelernt, dass Kinder möglichst früh zum selbstständigen Tun herangeführt werden sollen. Spätestens in der fünften Klasse wird an den Elternabenden geraten, die Kinder möglichst eigenständig Schule und Hausaufgaben bewältigen zu lassen. Die Kinder müssten von sich aus den Stoff erarbeiten.

Ein Kind mit ADHS hat aber schon Probleme mit der Basisanforderung der „Bildbarkeit in der Gruppe" (Definition für Schulfreife) – es kann nicht abwarten und schlecht eine Frustration aushalten.

Kann das ADS-Kind heute in der Schule zurechtkommen?

Es muss die Verantwortlichkeit für sich ganz mühsam in einem langwierigen Prozess erst lernen.

Das Kind kann nicht „fixiert“ werden. Auch Eltern schaffen es nicht, ihr Kind so zu beeinflussen, dass es in der Schule dann „funktioniert“. Das ADS-Kind braucht auch in der Schule einen Lehrer, der es „managt und begleitet“.

Das ADS-Kind braucht (wie alle andersartig aufmerksamkeitsgestörten Kinder) auch in der Schule klare Strukturen. Der Unterrichtsablauf sollte „wie auf Schienen“ zu bewältigen sein.

Der Platz im Klassenraum

Bezogen auf die räumliche Umgebung bedeutet dies, dass das ADS-Kind im Klassenzimmer einen ganz bestimmten Sitzplatz während eines Schuljahres braucht, an den es sich gewöhnen kann und der ihm dann vertraut ist. Soll es still umsetzend arbeiten, braucht es meist einen Platz für sich allein, nicht als Strafe, sondern als Hilfe.

Ein eher ruhiges Kind neben dem hyperaktiven Kind bietet ein positives Modell.

Häufiger Sitzplatzwechsel bedeutet für das ADS-Kind mit/ohne Hyperaktivität, dass es das Klassenzimmer immer wieder aus neuer Perspektive kennenlernen muss, mit den unzähligen Reizen, die dabei aufgenommen werden. Es ist dann damit weit mehr beschäftigt als mit dem, womit es beschäftigt sein sollte. Ist mit dem Sitzplatzwechsel auch noch der Wechsel des Sitznachbarn verbunden, kommt hier ein weiterer, erheblicher Ablenkungsfaktor dazu.

Am Gruppentisch ist das Kind mit viel zu viel anderem beschäftigt. Hat das Nachbarkind z. B. ein Problem, hilft es spontan, statt bei der eigenen Arbeit zu verweilen.

Der Arbeitsplatz im Klassenzimmer sollte möglichst in einer Klassenzimmerecke sein, in der der Lehrer häufig präsent sein kann, damit er es immer im Blickfeld hat. Wenn er mehrere ADS-Kinder hat, muss er seinen Einsatzradius strategisch planen und immer wieder im Klassenzimmer unterwegs sein, um mit kurzen und nonverbalen Korrekturen die Kinder im Geschehen zu halten.

Lehrer üben heute eine sehr anspruchsvolle Tätigkeit aus, die tagtäglich zu harter Arbeit wird.

Bewegung tut Not

Das Kind braucht, speziell wenn es hyperaktiv ist, Bewegungsangebote, die allerdings immer ganz gezielt sein sollten. Wenn irgendwie die Möglichkeit dazu besteht, ist es sinnvoll, kleine Aufträge zu erteilen, die aber immer zweckgebunden sein müssen, wie das Holen einer Unterlage aus dem Lehrerzimmer, aus dem Schulsekretariat, das Bringen eines Gegenstands in den hinteren Klassenraum etc. Dieses Bewegungsangebot sollte das Kind möglichst allein oder aber mit nur einem Partner wahrnehmen können. Mit vielen anderen zusammen, z. B. bei einem „Laufdiktat" wäre die Situation zu konfliktträchtig. (Ein „Laufdiktat" bedeutet die Verbindung von Bewegungserziehung mit Orthographieunterricht. Alle Kinder bekommen die Aufforderung, in den Flur hinauszulaufen, sich vom Text an der Wand einen Satzbrocken einzuprägen, an den Platz zurückzugehen, sich niederzusetzen, das Textstück aufzuschreiben und anschließend wieder zum Blatt im Flur zu marschieren, um sich den nächsten Textteil „abzuholen".)

Das hyperaktive Kind wird schnell unbremsbar im „Aufkreiseln" und gefährdet sich und andere.

Im Turnunterricht muss der Lehrer wissen, dass er in schwierigen Phasen besonders das hyperaktive Kind beim Tobespiel möglichst nicht in die Menge entlässt, sondern das Kind mit einem „Helferjob" beschäftigt.

Ein gezieltes Ziehen einer schweren Matte bei Beendigung der Turnstunde hilft dem hyperaktiven Kind, sich wieder zu beruhigen, bevor es in den Umkleideraum marschiert. Ist es überdreht, ist ein „Kämpfchen" im Umkleideraum vorprogrammiert.

Das ADS-Kind ohne Hyperaktivität ist darauf angewiesen, dass es immer wieder ans Arbeiten zurückgeführt wird durch einen aufmerksamen Lehrer, der es immer wieder beobachtet, ermuntert und miteinbezieht.

Klare Regeln sind unerlässlich

Appelle, die sich an die Selbststeuerung des Kindes richten, wie „Sei lieb“, „Pass auf“, „Tu dein Bestes“, „Streng dich an“, „Achte auf dein Material“, „Behandle dein Schuleigentum sorgfältig“, „Sei nett zu anderen“ etc. bringen nichts. Energischere Formulierungen oder gar Strafandrohungen führen meist eher zu einer Verschlimmerung der Situation.

Auf der Beziehungs- und Kommunikationsebene braucht das ADS-Kind auf der Basis der positiven emotionalen Angenommenheit ein liebevoll konsequentes und aufmerksamkeitslenkendes Gegenüber.

Ein klares Festlegen von Regeln mit vorheriger Absprache im 1:1-Kontakt mit dem Kind und schriftlicher Niederlegung in Form eines „Kleinstvertrags“, bezogen auf die Alltagsnotwendigkeiten im Klassenzimmer, sind wesentlich hilfreicher und Erfolg versprechender.

„Peter, ich möchte, dass du immer dann, wenn ich sage „Mathebuch auf den Tisch“, sofort dein Mathebuch aus dem Ranzen holst und auf den Tisch legst. Ich weiß, dass dir das schwer fällt, das müssen wir üben. Wenn du dich anstrengst, dich daran zu halten, werde ich mir jedes Mal auf diesem Blatt einen Strich machen, und wir schauen, wie viele Striche du diese Woche erreichen wirst. Schaffst du fünf Striche, schreib ich deiner Mama einen Zettel, wie sehr du dich angestrengt hat, schaffst du das weniger als dreimal, müssen wir mit deiner Mama ausmachen, dass du in einer Zusatzstunde den Stoff nacharbeitest.“

Fühlt sich das Kind durch den Erwachsenen überfordert, ungerecht behandelt, verletzt oder zurückgestoßen, wird es grundsätzlich Schwierigkeiten erheblicher Auswirkung geben.

Die Einstellung der Lehrer

Das Kind muss merken, dass es dem Lehrer nicht egal ist, es nicht als „störendes Element“ empfunden oder gar feindselig betrachtet wird. Es merkt sehr wohl bereits in einem sehr frühen Alter, dass mit ihm etwas nicht stimmt. Es leidet unter seinen eigenen Leistungs- und Stimmungsschwankungen erheblich.

Fühlt sich der Erwachsene durch die Unmutsäußerungen des Kindes provoziert, persönlich angegriffen, in seiner Berufsehre gekränkt, in der Ausübung seines Berufs behindert, führt dies ebenfalls zu erheblichen Schwierigkeiten in der Lehrer-Kind-Interaktion, in die regelmäßig auch die Eltern oft heftig miteinbezogen werden. Auch der Lehrer muss lernen, dass die spontanen Unmutsäußerungen des Kindes lediglich aus der Situation heraus entstehen und ihn nicht persönlich treffen sollten. (Das „Balou-Gefühl“, s. S. 115, hilft auch ihm.)

Kontrolle und Freiheit

Im Idealfall wird der Lehrer zum „Superreiz", und das Kind erfährt einen Motivationszuwachs.

Das Drama des ADS-Kindes ist es, dass die Uneinschätzbarkeit seines Verhaltens und die Unstimmigkeiten darüber, wie man damit umgehen muss, zu völlig unterschiedlichen Kontrollbestrebungen durch die Erwachsenen führen. Das wird damit zur aufrechterhaltenden Bedingung für die Kinder, immer wieder neu nach Verständnis und Orientierung zu suchen und ständig die Grenzen auszutesten, mit dem Empfinden, immer wieder anders in der persönlichen Freiheit eingeschränkt zu werden.

Je klarer, je einschätzbarer, je sachlicher und je freundlicher (wenn es irgend geht, sogar je humorvoller) der Umgang des Erwachsenen mit dem Kind ist, desto sicherer fühlt sich das Kind. Konkret bedeutet dies:

- Ein Ansprechen des Kindes mit häufigem Blickkontakt oder kurzer Körperkontakt durch Berühren führt dazu, dass das Kind die Aufmerksamkeit besser auf den Lehrer richten kann.
- Anweisungen müssen in einfachen Worten gegeben werden, immer wieder andersartige Erklärungsansätze verwirren das Kind.
- Anforderungen müssen angekündigt werden, mit Rückvergewisserung, dass das Kind die Ankündigung auch wahrgenommen hat.
- Das Kind sollte Anforderungen wichtiger Art möglichst mit seinen eigenen Worten wiederholen müssen.

- Die Hinweissignale für Übergänge im Unterricht müssen klar definiert sein („Rechnen ist jetzt zu Ende. Bitte das Rechenbuch vom Tisch. Wir brauchen jetzt nur das Lesebuch!").
- Beim Arbeiten darf auf dem Tisch des Kindes nichts liegen, was es ablenken könnte.
- Für spezifische Aufgaben müssen spezifische Zeiten gegeben werden.
- Eine Arbeitsphase muss bei Ruhe in der Klasse erfolgen.
- Gestellte Aufgaben müssen kontrolliert werden (auch Hausaufgaben!).
- Das Kind braucht häufige Rückmeldung (verbal oder nonverbal) für das, was es tut.
- Nonverbale, verhaltensformende Korrekturen sollten häufig erfolgen durch wortloses Wegnehmen eines Gegenstands, der sich gerade in der Hand des Kindes störend befindet, durch Drehen des Kopfes in die „richtige Richtung", durch Deuten mit der Hand auf einen Punkt im Heft, wo das Kind weiterarbeiten soll.
- Während einer Arbeitsphase sollte das Kind nicht die Erlaubnis bekommen, sich vom Platz zu entfernen.
- Vereinbarte Signale und Zeichen können nach Ankündigung gut im gesamten Klassenverband dazu beitragen, dass sich alle an das erinnern, was auf dieses Signal oder Zeichen hin erfolgen soll.
- Ein Kärtchen, auf dem ein Zeigefinger einen Mund verschließt, kann das Signal für „Ruhe" sein. Ein Kärtchen mit einem Hasen mit aufgestelltem Ohr das Signal für „Hinhören". Das gilt aber nur für kleinere Kinder.
- Ein vereinbartes Signalwort wie „Stop", „Hey" etc., das in einer Tafelecke steht und bei Aussprechen durch den Lehrer gezeigt wird, ist bei den Größeren hilfreich. Diese Signale müssen vor dem Unterricht abgesprochen und ver-

einbart sein, mit klarer Darlegung, was bei Einhalten und was bei Nichteinhalten erfolgen wird.

So klappt es im Mündlichen

Diese eindeutigen Richtlinien braucht das ADS-Kind, jedes andersartig aufmerksamkeitsgestörte Kind profitiert davon auch.

Regeln in ähnlicher Form sind auch zu vereinbaren auf der Verhaltensebene für die typischen ADS-Probleme wie dem Dazwischenrufen oder dem Geben einer Antwort, ohne dass das Kind sich gemeldet hat.

Verständlicherweise möchte der Lehrer keine zusätzliche Arbeit; er hat aber weniger Ärger, wenn er z. B. den Bitten einer Mutter nachkommt, doch nachzuschauen, ob das Kind seine Hausaufgaben aufgeschrieben hat. Entweder das Kind bekommt die Hausaufgaben gar nicht mit, oder es kann sie am Ende einer Schulstunde nicht mehr aufnehmen, weil allgemeine Aufbruchstimmung herrscht. Ein gegenseitiges Abkommen mit Gegenkontrollen entspannt in der Regel die Situation deutlich.

Information für den Lehrer

Zeitdruck sollte möglichst unterbleiben.

Auf der Ebene der Arbeitsbewältigung muss dem Lehrer klar sein, dass das ADS-Kind gehandikapt ist durch die Barriere, nicht lange aufpassen zu können, vor allem wenn etwas nicht ganz besonders interessant ist, Ablenkreize interessanter sind und es oft schneller handelt, als es gedacht hat.

Ihm leicht Erscheinendes beginnt es sofort, ohne die Instruktion vollständig aufgenommen zu haben, ihm komplex und schwierig Erscheinendes lehnt es gern ab.

Der Lehrer muss wissen, dass ADS-Kinder Schwierigkeiten haben, Aufgaben überhaupt zu beginnen, an der Aufgabe mit gleichbleibender Stetigkeit dranzubleiben und die Aufgaben fertig machen zu können.

Bei Klassenarbeiten soll es keine ständigen Hinweise auf noch verbleibende Minutenzahlen geben.

Das ADS-Kind ist in Not, es verursacht seine Probleme nicht absichtlich.

Braucht das ADS-Kind Vergünstigungen?

Eine übersichtliche Arbeitsblattgestaltung hilft dem Kind. Ebenso ein kleines Ermuntern bei „Ich kann nicht" in Form von einem ruhig überzeugenden „Das probieren wir aber trotzdem noch mal, auf gehts."

ADS-Kinder haben fast alle Probleme mit dem Dosieren grober Kraft, speziell im graphomotorischen Bereich.

Alle ADS-Kinder haben bei schnellem Schreiben mit hoher Schreibbelastung eine zunehmend schlechte Schrift, die sogar unter Umständen in Stresssituationen fast unleserlich werden kann. Kommt noch eine feinmotorische Bewegungskoordinationsstörung dazu, wird die Schrift noch schlechter. Der Stiftdruck der Kinder ist stark, die Kinder brauchen sehr viel Kraft für den reinen Schreibprozess, müssen die Hand immer wieder ausschütteln, schreiben oft mit steifem Handgelenk aus der Schulter heraus. Oft haben sie dann – zusätzlich zu ihrem oberflächlich abtastend überhüpfenden Wahrnehmungsstil – nur wenig Möglichkeit, sich um die Orthographie zu bemühen. Entsprechend machen sie viele Fehler. Sie lassen i-Pünktchen, t-Striche, Dehnungs-hs und Endungs-ns aus. Verblüfft stellt man immer wieder fest, dass ein Kind ein Wort richtig buchstabieren kann, aber sofort anschließend falsch hinschreibt. Bei der Aufforderung, es nochmals zu buchstabieren und wiederum aufzuschreiben, ist das Kind durchaus in der Lage, das Wort dann nochmals andersartig falsch zu schreiben.

Eine „Legasthenie" haben diese Kinder nur dann, wenn noch Teilleistungsstörungen dazukommen. Sie machen dennoch viele Rechtschreibfehler.

Die „Ganzwortmethode", das vorwiegend über das Lesen erworbene Wortbild (das vom ADS-Kind nicht richtig angeguckt wird) in viel zu unruhigen Klassenverbänden erschwert dem Kind den systematischen Erwerb solider Orthographiekenntnisse zusätzlich.

Zu hoffen bleibt, dass gerade solche Kinder auch längere Schreibhausaufgaben, wie Hausaufsätze, am PC machen dürfen.

Das Schriftbild des ADS-Kindes darf niemals mit dem Schriftbild normgesteuerter Kinder verglichen werden. Es wird dringend davon abgeraten, Notenabzug wegen der Schrift zu geben. Bei älteren Kindern ist es sinnvoll, sie aufzufordern, Druckschrift zu schreiben, bei jüngeren Kindern auf vereinfachte Schreibschrift umzusteigen. Dies hat den Effekt, dass sowohl das Kind als auch der Erwachsene das Geschriebene lesen kann.

Mündliche Beiträge wirksam anerkennen

ADS-Kinder können lernen. Der gewünschte Lernzuwachs muss aber geplant und organisiert werden.

Im mündlichen Unterricht ist das ADS-Kind in der Regel wesentlich besser als im Schriftlichen. Anerkennendes und uneingeschränktes Lob für gute Beiträge muntern es auf. Aussagen wie „Wenn du im Schriftlichen nur annähernd so gut wärst wie im Mündlichen“ demotivieren es.

Der Unterrichtsablauf muss übersichtlich sein, damit die Kinder nicht immer wieder mit der Aufmerksamkeit abdriften.

Von sich aus lernen sie einfach „ein bisschen anders“. Sie arbeiten entweder dafür, um etwas zu bekommen (z. B. eine Aktivität, eine Belohnung, eine neue, interessante Situation), oder sie versuchen, irgendwie aus einer langweiligen Unterrichtsepisode zu entwischen. Wiederholungen und ihnen schwierig erscheinende Aufgaben versuchen sie zu vermeiden. Motivation von sich heraus existiert nur punktuell, mit Einsicht in die Notwendigkeit frühestens ab dem 18. bis 19. Lebensjahr.

Bis dahin braucht das Kind viel Außensteuerung. Je weniger auf Negatives hingewiesen und je mehr gutes Gelingen verstärkt wird, desto höher wird die Wahrscheinlichkeit sein, dass das Kind anstrengungsbereit bleibt.

Wie kann die soziale Integration gelingen?

Das Suchen und Finden von positiven Eigenschaften des ADS-Kindes ist hilfreich auf der Arbeitsebene wie auch auf der sozialen Ebene.

Thomas, zehn Jahre, findet erstmals Anerkennung durch die anderen, nachdem er ein kleines Referat über Hundepflege gehalten hat. Der Lehrer hatte erkannt, dass er hier viel weiß.

Jochen, zwölf Jahre, wird bei jedem kleinen Unfall geholt. Er kann gut Erste Hilfe leisten. Zusammen mit dem Vertrauenslehrer überlegt er sich Schutzmaßnahmen für die kleinen Kinder im Schulkindergarten im selben Gebäude.

Lehrend lernen – das alte Rezept

Hilfreich ist daneben, Kinder mit kleineren Lernproblemen andere Kinder unterrichten zu lassen, weil die Selbstformulierung von dem, was man gerade gelernt hat, sehr kompetent macht. Ein ADS-Kind bekommt z. B. den Auftrag, einem der Sprache nicht sehr mächtigen Ausländerkind etwas zu erklären. Hilfsbereit wie es ist, wird es dieser Aufforderung gern nachkommen.

Es muss akzeptiert werden, dass das Auskommen mit Gleichaltrigen für das ADS-Kind in der Regel eine sehr schwierige Sache ist. Gegenseitige Akzeptanz kann jedoch erfolgen, wenn der Erwachsene nicht zu viel erwartet, die Bedürfnisse „normgesteuerter" Kinder ebenso erkennt wie die des ADS-Kindes und nicht primär „liebevolles, partnerschaftliches Miteinander" voraussetzt, sondern eine „friedliche Koexistenz im Aufbau".

Mitschüler können mit einer Geste oder einem Wort tolle Erfolge haben: Das hyperaktive Kind flippt dann blitzschnell aus

Wie Geschwister erkennen auch Mitschüler schnell, wie man das ADS-Kind ärgern kann.

und attackiert die anderen. Wenn der Lehrer nicht direkt zugegen war und nicht mit seinen eigenen Augen die Streiterei beobachtet hat, kann er nicht eingreifen, ohne dabei ungerecht werden zu müssen, wenn er die „Kinderkonferenz" einberuft.

Auch in der Schule ist ein direktives „Auseinandersortieren" der Kinder, der Übergang zur Tagesordnung und eine deutlich zeitversetzte Besprechung der strittigen Situation die beste Prophylaxe gegen Klassenkasper- und Sündenbockentwicklung.

Tabus für die Lehrer

Das ADS-Kind wird immer eine Außenseiterposition einnehmen, zumindest in irgendeiner Hinsicht. Dies ist eine Tatsache, die allen einfach bewusst sein muss.

Ein Bloßstellen des Kindes sollte unbedingt unterlassen werden, egal ob es Gefahr nicht einschätzen konnte, schusselig war oder etwas geäußert hat, was nicht zur Sache gehörte. Ein Ausgelachtwerden durch andere Kinder sollte ebenfalls recht rasch unterbunden werden. Die Erregung des Kindes steigt sonst furchtbar schnell an, mit ausgesprochen unangenehmen Auswirkungen für alle Beteiligten.

Jan, sechs Jahre, konnte schon vor der Schule lesen und schreiben. Manchmal ist ihm sehr langweilig im Unterricht. Er beschmiert sich dann mit Kreide und zerbricht Stifte. Ist aber etwas richtig Schwieriges gefragt, weiß er sofort die Antwort. Umziehen beim Turnen fällt ihm schwer, er trödelt. Die Lehrerin wird ungeduldig. Sie beauftragt die Mutter, vor und nach dem Turnunterricht im Umkleideraum anwesend zu sein, um dem Kind in die Kleider zu helfen. Die anderen Kinder kichern „So ein Baby". Jan will nicht mehr in die Schule gehen.

Den Bock zum Gärtner machen? Warum nicht!

Paradoxe Intervention mit Humor kann oft schnelle und überraschende Wirkung zeigen. Ein ADS-Kind, das immer Schwierigkeiten mit der Pünktlichkeit hat, kann, wenn es zum Assistenten des Lehrers ernannt wird, Pünktlichkeit zu überwachen, plötzlich durch dieses „Amt“ einen solchen Motivationszuwachs bekommen, dass es ab sofort nicht nur dieses Amt sehr sorgsam versieht, sondern auch nebenher selbst pünktlich ist.

Unzählige Beispiele aus der eigenen Erfahrung und der vieler amerikanischer Kollegen bestätigen den Erfolg dieser Methode.

Ein ADS-Kind, das aggressiv überbordend Gegenstände im Schulhaus beschädigt und das Amt bekommt, zusammen mit dem Hausmeister sorgfältig zu überwachen, ob alles in Ordnung ist, wird (unter der Voraussetzung, dass die Personenvariablen beim Erwachsenen stimmen) ebenso unerwartet positiv darauf reagieren.

Elternabend

Besondere Vorsicht sollte geboten sein, wenn Eltern anderer Kinder im Klassenverband sich über Verhaltensweisen des ADS-Kindes beschweren. Diese Eltern bekommen von ihren eigenen Kindern erzählt, was vorgefallen ist, wobei Kinder in ihrer Wahrnehmung stark davon abhängen, wie der Erwachsene bei einer Kinderstreiterei reagiert. Der Lehrer manövriert sich selbst in eine sehr schwierige Situation hinein, wenn er sich hierdurch verstärkt beeinflussen lässt und zu wenig Abgrenzung vornimmt gegenüber den Elternwünschen. Je mehr die anderen Kinder mitbekommen, dass er den Störenfried bekämpft, desto mehr „helfen“ sie mit.

Je besser die gegenseitige Akzeptanz zwischen Elternhaus und Schule gelingt, desto besser ist es für das Kind.

In der Schule sollte daher gelten: Die Eltern sind zu Hause verantwortlich, der Lehrer in der Schule.

Anrufe zu Hause und Klagen über das Kind belasten die meist schon recht gestressten Eltern von ADS-Kindern massiv. Sie kennen in der Regel die Probleme ihres Kindes, können aber in der Schule nichts bewirken. Im Gegenteil: Mahnende Eltern zu Hause steigern nur das Erregungsniveau in negativer Hinsicht und sorgen dann in der Schule für neuerliche Schwierigkeiten.

Schwierige Phasen

Bei großer Unruhe beim hyperaktiven Kind ist es sinnvoll, das Kind nicht in unbeaufsichtigte, freie Aktivitäten zu entlassen (z. B. in die Pause), sondern in der Beschäftigung mit sinnvollem Tun bei sich zu behalten.

Wenn nicht zusätzlich gravierende Störungen vorliegen, sollte entsprechend der Begabung die Regelbeschulung unbedingt Ziel sein.

Langjährige Erfahrung zeigt, wie unterschiedlich Lehrer auf ADS-Kinder reagieren. Interessiert und aufgeschlossen, kritisch den gegenwärtigen pädagogischen Prinzipien gegenüberstehend, eventuell aus persönlicher Erfahrung mit einem ADS-Kind, kann ein Lehrer zu einer prägenden Größe für ein ADS-Kind/einen ADS-Jugendlichen und dessen Eltern werden. Selbstwert und Vertrauen beim Kind/Jugendlichen steigen dann, und die Verhaltensprobleme reduzieren sich.

Ist der Lehrer in seiner Tätigkeit überfordert, tief überzeugt davon, dass das Kind nur falsch erzogen oder „dumm" ist und sich einfach benehmen können müsste, wird die Sache oft herb. Manchmal bis hin zur Überlegung, ob das Kind eventuell sonderbeschult werden sollte.

Der erfolgreiche Besuch der Regelschule bedeutet allerdings ein intensives Zusammenarbeiten aller an der Erziehung Beteiligten, gemäß dem südafrikanischen Spruch: „Man benötigt ein ganzes Dorf dazu, um ein Kind großzuziehen."

Wünsche von ADS-Kindern an ihre Lehrer

- Bitte nicht so grimmig dreinschauend in den Unterricht kommen, ein freundliches fröhliches Gesicht wäre einfach schön.
- Bitte nicht die schlechte Laune an wehrlosen Schülern auslassen.
- Bitte nicht nur den Stoff durchziehen, ab und zu ein Spaß lockert die Stimmung auf.

- Bitte nicht Schüler bevorzugen oder aber auf niemanden Rücksicht nehmen.
- Einen nicht gleich als „chancenlos“ bezeichnen, wenn man etwas nicht sofort weiß.
- Nicht einen Schüler, der gerade nichts weiß, so lange bedrängend fragen, bis der gar nicht mehr weiß, was er sagen soll.
- Bitte nicht so tun, als ob jeder den Stoff sofort verstehen müsste, und einen dann anbrüllen, vor der Klasse niedermachen und einem sagen, dass man nicht auf diese Schule gehöre.
- Bitte auch mal Lerntipps geben.
- Bitte nicht Schüler bei Kollegen anschwärzen, Gerüchte verbreiten oder private Dinge eines Schülers weitererzählen oder während des Unterrichts darauf anspielen.
- Bitte nicht den Schüler als unwissendes und unwichtiges Wesen betrachten und sich selbst als Allwissenden darüber stellen.
- Bitte nicht etwas ankündigen oder versprechen, was man nachher nicht hält.
- Bitte auch mal eigene Fehler eingestehen.
- Bitte nicht alles persönlich nehmen – oft hat man ja etwas, was man jetzt ein „bisschen frech“ äußert, gar nicht so gemeint.
- Bitte nicht immer sofort die Eltern einbeziehen.

Das wäre alles!!
Benjamin, Tobias, Stefan, Florian (13 Jahre)

Welcher Beruf kommt in Frage?

Je nach Begabung und Konstellation muss der Beruf auf jeden Fall abwechslungsreich und interessant sein mit immer

Es lohnt sich, durchzuhalten und den noch so schwierigen Jugendlichen nie zu etikettieren mit seinen Versagenserlebnissen – er braucht immer wieder eine neue Chance.

wieder neuer Herausforderung. Schön, wenn man bei seinem Tun auch noch hinterher sehen kann, was man „geschafft" hat, egal ob im handwerklichen, kreativen oder zwischenmenschlich-helfenden Einsatz. Risikobereitschaft kann gut beruflich „kanalisiert" werden. Gleichförmige, monotone Arbeiten mit stereotyp sich wiederholenden Perioden sind ausgesprochen ungeeignet.

Eltern brauchen beim ADS-Jugendlichen oft „viel Puste". Trotz schwieriger Schulkarriere, oft auch nur mühsam begonnener Lehre kann dann plötzlich in einem spannendem Metier ein ungeheurer Motivationschub einsetzen mit Absolvierung weiterer Qualifizierungen auf dem mühsamen berufsbegleitenden Weg und oft bewundernswerten Abschlüssen – nur eben ein bisschen später als bei anderen.

Keinesfalls darf davon ausgegangen werden, dass die Diagnose ADS zwingend dazu führen muss, dass berufliche Eingliederung nur im Rahmen einer „Behindertenakzeptanz" erfolgen kann; dies ist nur bei schweren und komplexen Störungsbildern nötig, die meist auch viel zu spät erkannt und behandelt wurden.

Die Behandlung

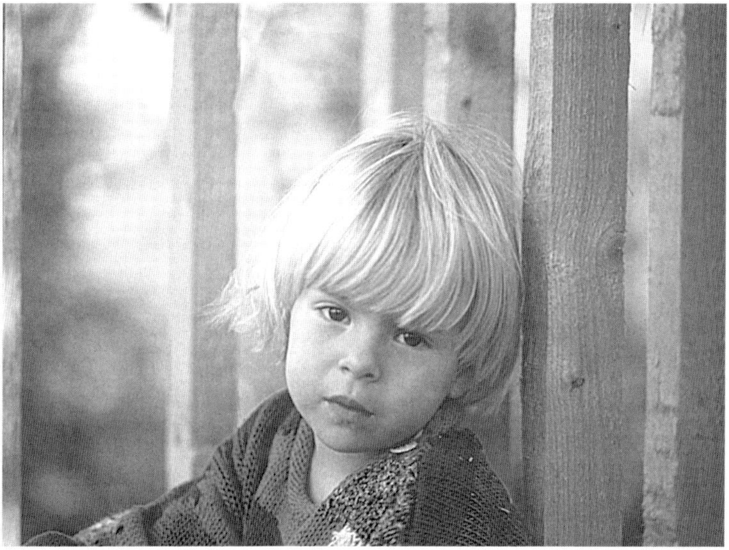

Niemand verschreibt einem Kind gern eine Dauermedikation. Tatsache aber ist: Die meisten ADS-Kinder kommen damit leichter durch den Alltag und können auch nicht-medikamentöse Therapieformen besser nutzen.

In meiner psychologischen Praxis konfrontiert mich die tägliche Arbeit zunehmend mit Fragen zur medikamentösen Behandlung.

Das Wissen um die Tatsache, dass es einen solchen Behandlungsansatz gibt, hat zugenommen. Die Urteile über diese Behandlungsform verwirren, die Befürchtungen der Eltern sind vielfältig:

„Die Klassenlehrerin meiner Tochter hat gesagt, dass das Kind wie schläfrig wirkt, völlig verändert sei."

„In den Medien wurde berichtet, das Medikament führe doch zur Abhängigkeit."

„Ich möchte als Allerletztes, dass das Medikament bei meinem Kind eingesetzt wird."

„Kann es sein, dass mein Kind extrem unruhig wird, wenn das Medikament aufhört zu wirken?"

„Warum wirkt das Medikament denn plötzlich gar nicht mehr?"

Welche Faktoren führen dazu, sich für die medikamentöse Behandlung zu entscheiden?

Unter Umständen können andere therapeutische Methoden erst wirksam greifen, wenn das Kind durch Medikation „erreichbar" geworden ist.

Überlegungen zur medikamentösen Behandlung sollten unbedingt angestellt werden, wenn das Kind bei Diagnosestellung in einem sehr schlechten Zustand ist. Nämlich dann, wenn zusätzlich ein Entwicklungsrückstand mit Teilleistungsschwächen besteht, das Kind extrem unruhig, störend ist und/oder massive sekundäre Probleme der Aggressivität oder Verweigerung in einem solchen Maß zeigt, dass die Familie (und häufig auch die Schule) „einfach nicht mehr kann".

Auch wenn das Kind sehr irritiert ist über sich selbst, mit erheblicher Ängstlichkeit oder depressiver Verstimmung, ausgeprägten Selbstwertproblemen, weil es einfach nicht so kann, wie es will (besonders bezogen auf den Schulleistungsbereich), es sich eigentlich schon aufgegeben hat, muss eine zusätzliche medikamentöse Basisbehandlung erwogen werden.

Wann beginnen? Der richtige Zeitpunkt

Auch das Kind muss sorgsam über die Medikation aufgeklärt werden.

Dieser Schritt ist auch dann zu überdenken, wenn bisher sinnvoll eingesetzte Verfahren wie Elterntraining, Lehrerberatung und Kindertherapie nicht ausreichend waren. Vorwiegend dann, wenn sich die Situation des Kindes in einer schwierigen Entwicklungsphase verschlimmert (entweder weil das Kind eine schwierige Phase hat oder weil sich die Umgebung drastisch negativ verändert hat).

Bei jeglicher Medikation muss genau eingeschätzt werden, ob sich die Eltern damit auseinandersetzen können und wollen. Selbstverständlich muss Voraussetzung sein, dass das Kind selbst über sein Problem auf seiner Entwicklungsebene wirklich gut informiert ist.

Beim Jugendlichen können erhebliche Probleme auftreten („Ich nehm doch nicht irgend so ein Zeug!“, „Willst du mich auf Dope setzen, hey?“). Geduldige Erklärung der Problematik einerseits und der Wirkungsweise des Medikaments andererseits ist unerlässlich. Der Jugendliche mit dem ADS möchte sich nicht von anderen unterscheiden (auch andere Jugendliche mit Dauermedikation beginnen diese in der Pubertät abzulehnen). Extrem wie er ist, kann er in seiner Abwehr sehr hartnäckig sein.

Vor einer Medikation ist dabei genau zu erwägen, ob die Medikamentengabe regelmäßig überwacht werden kann und das Kind auch regelmäßig sein Medikament bekommt.

Welche Medikamente werden eingesetzt?

Sie machen das Kind „wacher", „eingeschalteter".

Vorwiegend werden Psycho-Stimulantien der Amphetamingruppe eingesetzt, wie z. B. Methylphenidat (Ritalin®, Medikinet®) oder das „dl-Amphetaminsulfat" (als Saftzubereitung), die zweifelsfrei eine direkte Wirkung auf die Nervenerregungsüberträgersubstanzen (Neurotransmitter) wie z. B. auf das Dopamin haben.

Die Theorie der „Unteraktivierung" des Frontalhirns und des Stammhirns geht davon aus, dass die Stimulantien eine Aktivierung und damit „Normalisierung" des Hirnstoffwechsels bewirken, so lange sie wirken.

Versorgung des Frontalhirns

Es gilt als sicher, dass die Medikation dazu beiträgt, dass besser „kanalisiert" werden kann und die Hemmungsfunktion sowie die Reaktionsfähigkeit verbessert werden.

Daneben wird angenommen, dass durch die Medikation mit den Stimulantien diese Neurotransmitter vermehrt bereitgestellt werden und damit die Gehirnzellen angeregt werden können, die speziell im Bereich des Frontalhirns und im Stammhirn hemmend wirken und damit erleichtern, bei der Sache zu bleiben.

Untersuchungen konnten zeigen, dass unter Stimulantien-Medikation die Blutversorgung in diesen Gehirnregionen verbessert ist. Auch eine verbesserte Versorgung des Frontalhirns durch Glukose, den wichtigen Energieträger für das Gehirn, konnte unter Medikation in einer Studie dargestellt werden (Reclman und Zametkin 1993).

Bei einer erhöhten Dopamintransporterdichte im Vergleich zu Normalpersonen (d. h. ausgeschüttetes Dopamin wird sofort wieder aus dem synaptischen Spalt rückgeholt) regelt Methylphenidat diese belegbar und wirksam herunter (vgl. Krause et al. 2000). Falkenburger et al. 2001 und Blakely 2001 schreiben der Gabe von Methylphenidat bei diesen Patienten einen schützenden Effekt zu – nicht etwa, wie jüngst „einfach so“ behauptet wurde, Auslösung der Parkinson-Krankheit.

Erfolg

Dadurch, dass nun die Gehirnbereiche, die speziell verhaltenssteuernd eingreifen, besser arbeiten können, müssen ungefähr 80–90 % der Kinder mit ADHS nicht mehr auf jeden Ablenkreiz reagieren. Sie erscheinen so ruhiger, aufmerksamer, weniger impulsiv und können daher oft auch schneller arbeiten. Die Schrift wird meistens auffallend flüssig.

Unter Medikation zeigten die Kinder in Untersuchungen Verbesserungen auch in der Reaktionszeit und im Kurzzeitgedächtnis, was sich positiv auf die Lernfähigkeit auswirkte. Ebenso auf das Verhalten, weil das Kind besser abwarten kann und an einer Sache „dranbleiben“ kann.

Unterschiedliche Wirkungen sind verständlich, denn die eventuell bestehenden Lernstörungen und die unzähligen Vorerfahrungen des Kindes durch Misserfolg und Beschimpfung und die erfolgte Herabsetzung seines Selbstwertgefühls können nicht „weggezaubert“ werden.

Nicht bei jedem Kind wirkt das Medikament gleich gut.

Methylphenidat (Ritalin®, Medikinet®)

Methylphenidat, als am besten untersuchte und am häufigsten eingesetzte Substanz, beginnt in der Regel 20–30 Minuten nach Einnahme zu wirken. Es zeigt die Spitze seiner Wirkungsdauer auf der Verhaltensebene im Zeitraum zwischen einer und drei Stunden, die Wirkung hört nach etwa dreieinhalb bis viereinhalb Stunden wieder auf.

Mit niedrigen Dosierungen wird einschleichend begonnen, mit etwa ½ Tablette pro Dosis.

In der Regel werden zwei bis drei Gaben täglich verabreicht. Die Dosierung kann in Relation zum Körpergewicht erfolgen, mit in Deutschland klar beschriebenen Dosierungsrichtlinien (0,2 bis 0,6 Milligramm pro kg Körpergewicht) pro Tag, was vielerorts mit langer Erfahrung aber unterbleibt.

Leider brauchen viele Kinder eine zweite Dosis in der Schule – vergessen aber die Einnahme. Hilfestellung des Lehrers ist erwünscht.

Jedes Kind braucht seine ganz individuelle Dosis!

Die in der Anwendung sehr routinierten Amerikaner übersteigen inzwischen Tagesdosen von 30–40 Milligramm nicht mehr, nachdem früher bei großer Euphorie über die Wirkung in den USA „kräftig dosiert" wurde, teilweise mehr als 1mg/kg Körpergewicht.

Nach übereinstimmender Ansicht von Fachleuten, die häufig mit diesen Kindern zu tun haben, besteht in Deutschland eher die Tendenz, zu vorsichtig, für zu kurze Zeit und zu niedrig zu dosieren.

In Kinderarztkreisen kursiert gegenwärtig eine Hypothese, das Gehirn könne nach einer Behandlungszeit von ungefähr zwei Jahren mit hohen Dosen von Stimulantien nachreifen, und das Syndrom verschwinde dann. Bei Kenntnis des gegenwärtigen, internationalen Forschungsstands ist dies ein fragwürdiger Ansatz, der wissenschaftlich bis jetzt nicht belegt und bei profunder Kenntnis der Problematik nicht nachvollziehbar ist. Hier muss überdies das Problem der Nebenwirkung zu einem echten Thema werden.

„Non-Responder"

Kinder mit dem Aufmerksamkeitsdefizitsyndrom mit und ohne Hyperaktivität, die nicht auf die Medikation reagieren oder deren Konzentration sich sogar verschlechtert, findet man bei sorgfältiger und richtiger Diagnose (!) und langsam gesteigerter Dosierung bis zum optimalen therapeutischen „Fenster" eher selten.

Auch Kinder mit ADS ohne Hyperaktivität profitieren von der Behandlung mit Methylphenidat.

Ab und zu ergibt sich die Notwendigkeit des Umsetzens auf ein anderes Stimulantienpräparat wie DL-Amphetaminsulfat, Fenetillin o. Ä.

Jugendliche und Erwachsene mit ADS

Die Stimulantien-Medikation wirkt auch beim Jugendlichen und beim Erwachsenen, wie amerikanische Untersuchungen und deutsche Erfahrungen zunehmend zeigen. Die behandelten Patienten beschreiben eine verbesserte Fähigkeit, an der Sache bleiben zu können, mentale Klarheit in Form gleichmäßigerer Aktivierung und exakterer Informationsverarbeitung, verbesserte Gedächtnisfähigkeiten und eine Abnahme des hochschießenden Erregungsniveaus.

Es ist zu hoffen, dass sich ein Know-how über die Behandlungsmöglichkeiten dieser Patientengruppe auch bei uns herumspricht und zumindest ein Behandlungsversuch gemacht wird.

Der Einsatz erscheint oft zwingend nötig, da es dem Jugendlichen und dem Erwachsenen sonst trotz bestem Willen nicht gelingt, sich zu organisieren, und es zu entsprechenden frustrierenden, Selbstwert mindernden Auswirkungen und der Ausbildung erheblicher Sekundärproblematik kommt.

Ebenso aber wie beim Kind mit dem Aufmerksamkeitsdefizitsyndrom mit und ohne Hyperaktivität reagieren nicht alle Jugendlichen und Erwachsenen positiv im vorher beschriebenen Sinn. Oft können jedoch bei schweren Störungsbildern drastische Besserungen beobachtet werden, die von den Betroffenen dann selbst verwundert kommentiert werden:

Eine Mutter von vier Kindern: „Ich kann plötzlich meinen Haushalt organisieren, das ist zu schön, um wahr zu sein!“

Ein Erwachsener: „Ich bekomme in der Konferenz jetzt alles mit, kann reagieren, es geht mir seither so viel besser.“

Eine Ehefrau: „Wenn ich es meinem Mann gebe, können wir sachlich miteinander reden. Dann kann er auch sehen, was manchmal bei seinem Überreagieren so schief geht. Es ist extrem. Ich werde beschimpft und angegriffen von ihm und bin angeblich schlimmer als eine Hexe. Mit Medikament ist er mir dankbar für meine Existenz.“

ADS-Kinder unter fünf Jahren

Allgemein wird auch darauf hingewiesen, dass Methylphenidat bei Kindern unter fünf Jahren noch nicht eingesetzt wer-

Vorsichtige, geringst mögliche Dosierung mit Saft kann hier beobachtbar helfen und die ganze Lerngeschichte des Kindes positiv beeinflussen.

Einige Kleine reagieren aber auch sehr gut auf Methylphenidat.

den soll. Hier hat sich eher ein Amphetaminsulfatpräparat in Saftform bewährt, nicht zuletzt, da dieses Medikament wohl mehr auf die Impulskontrollstörung wirkt.

Die tägliche Praxis besonders in den letzten zwei Jahren zeigt allerdings, dass bereits recht kleine Kinder ganz massive Anzeichen eines Aufmerksamkeitsdefizitsyndroms mit Hyperaktivität haben können. Dies ist dann derartig belastend für ihre Gesamtumgebung, dass es zu erheblichen Beziehungsstörungen kommen kann mit dem Effekt, dass das Kleinkind bereits Misstrauen statt Vertrauen den Bezugspersonen gegenüber entwickelt. Besondere Erfahrung und häufige Rücksprache mit dem Arzt ist nötig. Es scheint dabei so, als wirke der Saft länger und ausgeglichener als Ritalin.

Nebenwirkungen

Wachstum

Kinder mit ADS wachsen mit und ohne Medikation oft erst sehr spät! Die Vermutung einer Beeinträchtigung des Längenwachstums beruht auf methodisch unsauberen Untersuchungen, wie dies 1998 untersucht wurde. Eine tatsächliche, bleibende Wachstumsstörung wurde bisher nicht gefunden.

Appetit

Weniger Appetit, vor allen Dingen vormittags, mit gesteigertem Appetit am Abend ist dennoch zu beobachten. In dem Fall sollte man dem Kind abends einfach mehr zu essen geben. Maßgebend bleibt die regelmäßige Gewichtskontrolle.

Übelkeit

Leichte Übelkeit, speziell etwa 20 Minuten nach Einnahme der Medikation, vor allem zusammen mit Milch, oder auch leichte Schwindelzustände werden gelegentlich zu Beginn der Behandlung beobachtet – die Tablette mit Sprudel schlucken hilft. Patienten mit dem ADS sind aber oft übersensibel im Wahrnehmen von Missbefindlichkeit und steigern sich schnell in diese hinein. Es ist ihnen dann so schlecht!

Eine Erläuterung, dass diese Erscheinungen in der Regel nur vorübergehend sind, ist wesentlich.

Tics

Wenn motorische Tics auftreten, muss dies sorgfältig beobachtet werden. Eventuell muss die Dosierung reduziert, gegebenenfalls ein Versuch mit der Gabe von Zink gemacht werden.

Treten auffallende Tics auf, die intensiv und lang anhaltend bestehen, muss ganz individuell durch einen erfahrenen Arzt behandelt werden. Etwa die Hälfte aller Kinder mit einer schwer wiegenden, chronischen, motorischen Tic-Störung haben auch gleichzeitig ein ADS.

Wenn die Wirkung nachlässt

Einige Kinder schlafen unter Medikation sogar besser und länger. Sie schildern, dass ihnen nicht mehr so viel im Kopf herumsummt.

Unter Medikation bekommt das Kind alles besser mit – auch den immer etwas vorwurfsvollen Tonfall!

Nach Abklingen der Wirkung der Stimulantien kann es speziell beim hyperaktiven Kind zu einem „Rebound-Effekt" kommen, d. h. es wird noch aufgedrehter als vorher. Entsprechend muss bei Behandlungsnotwendigkeit rechtzeitig genug die zweite Dosis gegeben werden.

Mit gezielter sportlicher Aktivität oder mit Einsatz grober Kraft, speziell am Nachmittag, kann den ab und zu geschilderten Einschlafstörungen begegnet werden. Toben ist allerdings ungeeignet! Es macht das Kind nur noch aufgedrehter. Wenn das Medikament richtig und gleichmäßig gegeben wird, d. h. auch am Wochenende und in den Ferien, werden Einschlafprobleme seltener.

Verstimmungen und Reizbarkeit können auftreten. Oft hilft eine geringe Dosisreduktion. Sie hängen aber, so die Erfahrung, häufig eher mit den psychischen Problemen zusammen.

Den Beipackzettel richtig lesen

Die Hauptwirkung und mögliche Nebenwirkungen sollten vor der Medikationsgabe mit dem behandelnden Arzt besprochen worden sein, u. a. deswegen, damit Eltern/Betroffene

Die Verschreibung der Stimulantien erfolgt streng reglementiert auf Betäubungsmittelrezept mit Registriernummer.

nicht schockiert sind vom Beipackzettel. Auf ihm steht viel, was dort stehen muss, da die Nichtbetroffenen, der größte Teil der Bevölkerung, auf diese Medikamente aufgedreht reagieren, mit „High-Sein".

Nicht jeder Apotheker ist über den Einsatz bei ADS informiert und kann Eltern sehr komisch angucken, wenn sie so ein Rezept einlösen wollen.

Das leidige Thema der Suchterzeugung durch dieses Medikament muss besprochen werden, weil hier die ärgerlichsten Missverständnisse entstehen.

Wie vielerorts aufgeführt, muss auch hier nochmal speziell betont werden, dass unzählige Studien, auch Langzeitstudien, niemals das Entstehen einer Abhängigkeit durch Stimulantien-Therapie nachweisen konnten, sondern das Risiko einer Abhängigkeitsentwicklung sogar reduzieren (Biederman et al. 1999, Huss et al. 2000).

Aber ist es nicht doch riskant, Kinder unter Psychopharmaka zu setzen?

1990 führt Barkley aus, dass für die Untersuchung der Stimulantien-Therapie und ihrer Auswirkung auf das Kind mit ADS mehr Forschung betrieben wurde als für irgendeine andere Behandlungsform bei irgendeiner anderen kinderpsychiatrischen Störung.

Medikation allein ist nicht ausreichend, aber oft zunächst der „Notnagel", wenn zusätzliche Begleitung nicht sofort zur Verfügung steht.

Er vergleicht Stimulantien mit dem Insulin beim Diabetes-Kind als Substanzen, die die Basisproblematik direkt beeinflussen, aber leider nur eine zeitbegrenzte Wirkungsweise haben.

Grundsätzlich sollte eine intensive Beratung/Schulung der Eltern erfolgen, unter Umständen auch des erzieherischen Umfelds außerhalb der Familie. Aufklärung des Kindes/Jugendlichen selbst über sein Problem ist nötig, und Hilfen zur Strukturierung des Alltagsablaufs müssen gegeben werden. Oft muss ein individueller, multimodal ansetzender Behandlungsplan erarbeitet werden, sodass der ADS-Patient Kompetenzen erwerben kann, um mit sich besser umzugehen.

Damit wird der sich hartnäckig haltenden Annahme begegnet, dass das Medikament während der Wirkung das tatsächliche Problem lediglich „zudecke". Nach Absetzen des Präparats sei das Kind/der Jugendliche wieder genauso wie vorher. Eigentlich komme man an die tatsächliche Problematik mit der Medikation nicht heran.

Gelernt wird mit und ohne Medikation ein Leben lang – entscheidend ist jedoch, wie und was. Mit Medikation wird meist erfolgreicher gelernt.

Wozu dient letztlich die Medikation?

Speziell pädagogische Stimmen sprechen noch immer von einer „chemischen Behandlung des Eigensinns", von „medizinisch bewirkter Anpassung bei Verhaltensauffälligkeiten, die als Syndrom beschrieben würden, statt den biographischen Hintergründen Rechnung zu tragen". Menschliche, Sinn bringende Momente wie Ärger, Zufriedenheit etc. würden pharmakologisch nivelliert.

Spätschäden nach Psychopharmaka-Therapie mit Stimulantien wurden in der wissenschaftlichen Literatur nicht gefunden.

Ebenfalls wird diskutiert, ob man durch Pharmako-Therapie die Erlebniswelt des Kindes nicht deformiere, sodass es sich selbst „fehlwahrnehme".

Solchen Argumenten ist entgegenzuhalten, dass das Ziel einer Behandlung immer sein muss, dem Kind/Jugendlichen/Erwachsenen zu helfen, wieder Anschluss an seine Persönlichkeitsentwicklung zu geben und zu lernen, mit sich umzugehen. Sekundärerkrankungen sind zu verhindern oder müssen intensiv behandelt werden.

Eltern, Arzt und Lehrer arbeiten zusammen

Wenn man dem Kind/Jugendlichen die Medikation verabreichen will, darf dies nur in engmaschiger Zusammenarbeit mit dem Arzt erfolgen. Am besten beginnen die Eltern damit, wenn möglich, in den Ferien und schauen speziell darauf, wie ein Kind eine konzentrative Aufgabe bewältigt.

Die wichtigsten Beobachter sollten die Eltern sein.

Immer wieder wird die Wirkung der Substanz auf das Kind aufgrund von Beobachtungen des Lehrers erörtert.

Bei der sehr unterschiedlichen Hintergrundinformation von Lehrern ist aber nicht selten Vorsicht geboten. Obwohl ihr Urteil eigentlich sehr wichtig ist, da sie das Kind über viele Stunden am Tag beobachten können, kann ein ablehnender oder fehlinformierter Lehrer bei der Bitte, eine Einschätzung abzugeben, sogar sehr irritierend sein:

„Das Kind wirkt ja wie paralysiert."
„Was haben Sie denn mit dem Kind gemacht?"
Oder schlimmstenfalls direkt zum Kind vor der Klasse: „Na, hast du dein Dope heut wieder eingeworfen?"

Es bleibt zu hoffen, dass Aufgeschlossenheit mit Informationszuwachs im Interesse der Betroffenen zunimmt.

So kann das ADS-Kind mitarbeiten

Das Kind selbst darf niemals auf die Idee kommen, es erhalte das Medikament, um „lieb zu sein".

Man muss beobachten, wie das Kind selbst mit der Medikation zurechtkommt, und mit ihm darüber reden. Manche Kinder bemerken kaum etwas von der Medikamentenwirkung. Sie registrieren etwas verwundert, dass sie doch ein bisschen besser in der Schule werden und schöner schreiben. Manche finden den Unterricht spannender. Andere dagegen reagieren sehr sensibel, empfinden, dass sie während der Wirkungszeit des Medikaments „irgendwie anders" sind, „vernünftiger".

„Ich will das nicht, die Pille lernt, nicht ich."
„Ich bin so blöd, dass ich das brauche."
„Ich will das nicht mehr, weil ich sonst nicht mehr so geil in der Pause mit meinen Freunden spielen kann."

Auf die Zuschreibung der Medikamentenwirkung durch die Kinder ist sorgfältigst zu achten, evtl. mit erklärender Korrektur.

Die Dosierung

Der allgemeine Gesundheitszustand der Kinder ist zu überwachen. Größe, Gewicht, Blutdruck sollen regelmäßig kontrolliert werden. Blutabnahmen zur Kontrolle der Laborwerte können gelegentlich auch notwendig werden und werden bei Dauertherapie einmal jährlich empfohlen. Die meisten ADS-Kinder haben leider panische Angst vor Spritzen. Der einzige Trost bei diesem Phänomen ist, dass viele dadurch abgeschreckt werden, sich später Heroin zu injizieren.

Grundsätzlich sollte mit einer ausreichend großen, aber möglichst niedrigen Substanzmenge gearbeitet werden.

Das Medikament absetzen?

Stabilisieren sich Verhalten und Befindlichkeit des Kindes über eine längere Zeit hin, kann an ein Absetzen der Medikation gedacht werden, vor allen Dingen um zu überprüfen, ob sich das Kind tatsächlich nun mit Hilfe der neu erworbenen Strategien besser steuern kann. Bisweilen sind jahrelange Behandlungen notwendig. Bei vielen Kindern/Jugendlichen kann die Behandlung in ausgeglicheneren Phasen über einige Wochen oder Monate ausgesetzt werden. Wieder andere brauchen die Medikation nur in Krisen. Üblich sind Auslassversuche möglichst zuerst in den Schulferien.

Über welchen Zeitraum die Medikation erforderlich ist, hängt von der individuellen Störungskonstellation des einzelnen Kindes/Jugendlichen/Erwachsenen ab.

Andere Medikamente

Neben dieser Medikamentengruppe kommen auch noch andere Substanzen in Frage, u. a. Antidepressiva. Sie gelten als Medikamente der zweiten Kategorie. Viel versprach man sich in Deutschland vom Moclobemid, einem Monoaminooxidasehemmer, der spezifische Wirkung auf die zentralen Aktivie-

Antidepressiva

rungsprozesse hat. Da Stimulantien die Monoaminooxydase hemmen, hat man sich von dieser Substanz einen Erfolg versprochen. Es zeigte sich jedoch, dass die Substanz nur mild stimmungsaufhellend wirkt. Sie kann aber die Wirkung von Methylphenidat verlängern, wenn sie gleichzeitig gegeben wird.

Neuroleptika

Neuroleptika, von denen es einige kindgerechte Präparate gibt, werden erfolgreich zur Beruhigung eingesetzt, beeinflussen aber nicht die Kernproblematik von ADHS.

Zuletzt: Immer wieder wird von Eltern berichtet, dass ihre Kinder auf die Prämedikation einer Narkose vor einer Operation „ganz komisch aufgedreht sind“. Man kriegt sie dann zwar „irgendwie“ in den OP, sie kommen auch operiert wieder heraus, aber sie sind kurz nach der Operation schon wieder wach und dann schrecklich unruhig.

Bereits Bradley beobachtete 1936 eine Verschlechterung der Symptomatik des ADS, speziell der Unruhe, bei Gabe von Barbituraten.

Tranquilizer

Ein Großteil der Kinder mit ADS (mit und ohne Hyperaktivität!) sowie auch Jugendliche und Erwachsene reagieren auch „paradox“ auf Benzodiazepine, „Tranquilizer“ wie z. B. Valium und werden aufgedreht statt beruhigt. Eine entsprechende andere Prämedikation kann hier Abhilfe schaffen (so die Information von erfahrenen Anästhesisten).

Homöopathische Mittel

Homöopathische Behandlungsansätze werden immer wieder versucht. Geringfügige Stimmungsverbesserungen werden durchaus beobachtet. Grundlegende Steuerungsverbesserungen allein durch die homöopathische Medikation sind jedoch nicht erzielbar.

Unter anderem warnte der Bundesverband der Apotheker 1995 vor zu hohen Erwartungen durch die Behandlung mit der Bachblüten-Therapie. Es ist wissenschaftlich nicht nachgewiesen, dass 38 negative Seelenzustände Ursache aller Erkrankungen sind und „energetisch imprägniertes Wasser“ aus

Blüten, Zweigen und Alkohol Abhilfe schaffen kann. So wird auch anderen exotischen Substanzen, wie z. B. Nachtkerzenöl, Wirksamkeit zugeschrieben. Es ist jedoch leider so, dass beim ADS fast alles medikamentös versucht worden ist – bewährt haben sich allerdings nur Stimulantien.

Bachblüten-Behandlung ist in ihrer Wirksamkeit bis heute nicht belegt.

Welche Therapieformen gibt es noch?

Nachfolgend werden die gängigen Therapieangebote beschrieben, die in Deutschland zur Behandlung der Kinder/Jugendlichen mit ADS mit und ohne Hyperaktivität angewendet werden.

Analytische Kinderpsychotherapie/ tiefenpsychologisch fundierte Psychotherapieverfahren

Bei neurotischen Störungen, Identitätsstörungen im Kindesalter und tiefgreifenden emotionalen Störungen werden in Deutschland verbreitet analysierende und interpretierende Therapien vor dem Hintergrund individualtherapeutischer Denkmodelle eingesetzt (z. B. Anna Freud, C. G. Jung, Alfred Adler).

Gegenwärtig tobt der „Schulenkampf" in der Psychotherapie bei ADHS – und verunsichert viele.

Was geschieht bei dieser Therapie?

Das Kind sollte hierbei eine Bereitschaft zu dieser Behandlungsform haben, oder sie muss aufgebaut werden, damit sich das Kind zum Therapeuten, der Therapiedauer und den Inhalten der Analyse auch bekennen kann.

Beim Spielen und Malen soll das Kind symbolhaft sein Problem bearbeiten. Die Eltern werden in der dazugehörigen Be-

Erfahrungsgemäß bringt dies bei der beschriebenen Problematik nichts. Nicht selten ergibt sich aus einer solchen therapeutischen Vorgehensweise sogar eine Verschlechterung der Problematik.

ratung angehalten, sich in die Vorstellungs- und Bedürfniswelt des Kindes hineinzudenken und ihm Raum für seine persönliche Entfaltung zu geben. Das Kind agiert, Therapeut und Eltern reagieren.

Das ADS-Kind mit der Schwierigkeit seiner Verhaltensregulation findet dabei in der Regel die Sache gar nicht schlecht. Es darf ein- bis zweimal in der Woche zu einem netten Therapeuten gehen, der Spiele mit ihm spielt und bei dem es eigentlich (fast) alles darf.

Es hätte nun am liebsten in seiner Gesamtumgebung ein ähnliches Verhalten. Eltern werden verunsichert und trauen sich noch weniger als zuvor, Grenzen zu setzen. Häufiger Kommentar ist: „Jetzt waren wir drei Jahre in der Therapie, aber es hat nichts gebracht."

Die Leitlinien zu Diagnostik und Therapie von psychischen Störungen im Säuglings-, Kindes- und Jugendalter 2000 weisen nondirektive Spieltherapie und tiefenpsychologische Therapie zur alleinigen Therapie als nicht belegt aus.

Natürlich hat das ADS-Kind zumeist erhebliche emotionale Probleme, Versagensängste und Leistungsunsicherheiten, die als „Neurotisierung" erscheinen können. Es hat eine niedrige Frustrationstoleranz und ist sehr stimmungslabil. Die Basisproblematik beruht aber nicht primär darauf, dass in Form eines tiefen frühkindlichen Traumas die Eltern-Kind-Beziehung gestört ist, sondern dass die Entwicklungsgeschichte des Kindes von vielen „kleinen Missverständnissen" durchzogen ist, sozusagen in Form von ganz vielen kleinen Traumata.

Spieltherapie

Die klientzentrierte/nondirektive Spieltherapie wird für die verschiedensten Störungen des neurotischen Formenkreises bei Kindern als sinnvoll erachtet: bei mangelndem Selbstvertrauen, Anpassungsstörungen, Ängsten, dissozialen Verhaltensweisen, mangelnder emotionaler Ruhe etc. Der das Kind positiv annehmende Therapeut setzt nur Grenzen, wenn es unbedingt sein muss. Er versucht nicht, in die Thematik oder in das freie Handeln des Kindes einzugreifen. Der Effekt ist ähnlich wie oben beschrieben. Steinhausen (1988) hält diese Behandlungsmethode ebenfalls für nicht geeignet beim ADS.

In diesem Konzept wird die Beziehung zwischen Personen (so auch zwischen Therapeut und Kind) als grundlegend wichtiges Therapieelement gesehen. Auf dem Hintergrund eines ganzheitlichen Ansatzes erscheint es wesentlich, dass das Kind die eigenen Gedanken und Gefühle erspüren kann, dass es reifen und wachsen darf. Die Beziehung an sich wird schon als Therapie verstanden. Durch Verstehen und positive Wertschätzung ist eine Entwicklung des Kindes möglich. Strukturierung, Bearbeitung von Problemen und Planung eines therapeutischen Ablaufs sind nicht Gegenstand dieser Behandlung.

Für die Problematik von ADS bringt Spieltherapie nichts.

Was geschieht bei dieser Therapie?

Jernberg begründete die direktive Kinderspieltherapie „Theraplay“, speziell für das „aggressive Kind“. Direktiv und eindringlich wird spielerisch mit klarer Strukturvorgabe vorgegangen. Die Eltern werden angeleitet, direktiv ordnend und klar vorzugehen. Ein wichtiges Therapieelement ist das so genannte „Reframing“, eine Methode, mit der ein „Angriff des Kindes“ aufgegriffen und dann in einen ganz anderen Zusammenhang gebracht wird. Das Kind versucht zu treten und der Erwachsene fordert das Kind auf, dies noch kräftiger in der Luft zu machen, um nachschauen zu können, wie intensiv und kräftig das Kind das Bein hochschleudern kann. Damit wird dem Kind ein anderer Inhalt für seine Handlung gegeben. Kurze Aufnahme von Körperkontakt und kurze Fixierung des Kindes sind Elemente der Therapie. Sie setzen eine sehr ruhige, freundlich zugewandte, aber souveräne Therapeutenhaltung voraus.

Einzelne Therapeuten haben für ADS-Kinder bereits strukturiertere Vorgehensweisen gewählt, da sie das Bedürfnis des ADS-Kindes nach Orientierung wahrnehmen. Dieser Ansatz ist speziell für jüngere hyperaktive Kinder mit aggressiven Verhaltenskomponenten sehr brauchbar.

Die systemische Familientherapie

Diese Therapieform geht davon aus, dass zwischen den einzelnen Familienmitgliedern Beziehungsprobleme bestehen können, bedingt durch unbewusste Rollenzuweisung oder Erwartungshaltungen untereinander, die bei mangelhafter Erfüllung zu Schwierigkeiten, Spannungen und Symptombildung führen (z. B. erwarten Eltern vom ältesten Kind Rücksichtnahme und Mithilfe im Haushalt; die nicht berufstätige Mutter von dem abends aus dem Feierabendverkehr müde zurückkehrenden Ehemann, dass er ihr die Kinder abnimmt und sie zu Bett bringt).

In Gesprächen wird mit der Familie, unter Einbeziehung der Sichtweise von jedem einzelnen Mitglied, ein Konflikt betrachtet, hinterfragt und neu beleuchtet, damit die Familie anschließend selbst neue Ansätze finden kann, um diese Schwierigkeiten zu beseitigen.

Wann ist diese Therapie sinnvoll?

Erfahrungsgemäß reicht es nicht aus, dass Eltern ihr Kind in seiner Andersartigkeit nur annehmen, ohne gezielt in der Familie Strukturen und Abläufe zu verändern und ohne Hintergrundwissen zu vermitteln.

Ohne Kenntnis des Therapeuten, was ADS ist und welche Auswirkungen es hat, geht dieser Ansatz in der Arbeit mit ADS-Familien schief. Das hypersensible Familienmitglied mit dem ADS (in der Regel sind es in einer Familie mindestens zwei) fühlt sich bei dem Besprechen der Problematik blitzschnell aus einer Kleinigkeit heraus bloßgestellt und vorgeführt. Nicht selten irritiert es dann durch seine heftige Reaktion und seines „Schwarz-Weiß-Denkens": „Wußte ich ja, der Volltrottel bin natürlich ich. Kann ja gar nicht anders sein." Eine Flut von Rechtfertigungen oder „beleidigtes Zuklappen" kann die Folge sein. Nicht selten steigt die Familie „einfach aus".

Kontaktschwierigkeiten des ADS-Kindes/Jugendlichen mit Gleichaltrigen, Lernschwierigkeiten und die entsprechenden Folgen bleiben unberücksichtigt.

Werden verhaltensmodifizierende Ansätze zusätzlich integriert, können bei leichteren Störungskonstellationen in der Familie gelegentlich Verbesserungen erzielt werden.

Sehr skeptisch muss gesehen werden, wenn in der systemischen Familientherapie dem ADS-Kind quasi als Kontrast zu seinem sonstigen Gefühl des Versagens demonstriert wird, dass es „als Symptomträger auch Macht hat", und ihm dann, als Ergänzung, mit Hilfe der „Festhaltetherapie" in Kombination gezeigt wird, dass der „Mächtige" gegen seinen Willen gehalten wird (Ettrich 1993).

Die klassische und kognitive Verhaltenstherapie

Selbstinstruktion muss erlernt werden, um auf die „innere Bremse" mit Willen und Verstand steigen zu lernen.

Die Verhaltenstherapie als eine Therapieform, die sich an der Psychologie als Wissenschaft orientiert, versteht menschliches Verhalten als ständiges Zusammenspiel von automatisch ablaufenden körperlich-emotionalen Prozessen (z. B. Herzschlagerhöhung bei Aufregung), mit gedanklichen Inhalten (z. B. Einstellungen, Erinnerungen) und motorischer Umsetzung (Handeln, Sprechen, Körpersprache).

Jeder Mensch wird hierbei in seiner individuellen Lerngeschichte wahrgenommen, unter spezieller Berücksichtigung des eventuell gestörten Zusammenwirkens dieser drei Bereiche.

Die Schwierigkeiten des Patienten werden bestimmt. Wie häufig tritt z. B. Angst auf, wann und unter welchen Voraussetzungen. Hypothesen über die Verursachung werden anhand der Vorgeschichte des Patienten formuliert und Therapieziele festgelegt. Welche Veränderung soll erreicht werden?

Mit Methoden der Verhaltensmodifikation, wie z. B. Verstärkung (Verhaltensweisen werden ganz gezielt mit Konse-

Der Patient wird dazu angeleitet, in bestimmten Situationen mit sich selbst zu sprechen, um andere Verhaltensweisen zeigen zu können als die, die er bisher produziert hat. Dies soll bewirken, dass der Patient sich anders verhält, die Umgebung ihn anders wahrnehmen kann und ihm dann auch anders begegnet.

quenzen angenehmer oder unangenehmer Art beeinflusst), auch in Form von Plänen, Verhaltensformung und Verhaltensverkettung (Aufbau komplexen Verhaltens aus kleinsten Einzelschritten), erfolgt dann die Therapie. Im Rahmen der kognitiv-verhaltenstherapeutischen Behandlung wird an den Denkmustern gearbeitet, die recht verzerrt sein können („Immer sind alle nur unzufrieden mit mir"). Der Aussagegehalt eines solchen Denkmusters muss kritisch mit dem Patienten hinterfragt werden, die Auswirkung auf seine körperliche Reaktion und sein Verhalten erläutert werden, um eine sinnvolle und realistischere Betrachtungsweise der Problematik zu erarbeiten. Der Patient wird dazu angeleitet, in bestimmten Situationen mit sich selbst zu sprechen, um andere Verhaltensweisen zeigen zu können als die, die er bisher produziert hat. Dies soll bewirken, dass der Patient sich anders verhält, die Umgebung ihn anders wahrnehmen kann und ihm dann auch anders begegnet. Diese Fertigkeiten werden eingeübt und in immer schwierigeren Situationen angewandt („Stressimpfung"). Selbstbeobachtung und Selbstverstärkung sollen neue Denkmuster festigen, mit befindlichkeitssteigernder Auswirkung.

Begleitend werden unter Umständen auch Entspannungsverfahren eingesetzt.

Ein aktives Mittun des Patienten und seiner Bezugspersonen ist notwendig. Dieser Therapieansatz wird sehr transparent gehalten, d. h. es wird immer wieder besprochen, was gerade gemacht wird.

Wann ist diese Therapie sinnvoll?

Das Therapieziel „Verlängerung der Daueraufmerksamkeitsspanne und Systematisierung des impulsiven Wahrnehmungsstils" wird mit folgender Technik angebahnt. Das Kind schaut sich die Aufgabe an, überlegt, was es tun soll; es formuliert den Arbeitsschritt, führt ihn dann entsprechend ohne Unterbrechung aus und überprüft ihn hinterher. Dafür erhält es eine positive Verstärkung. Diese Technik muss es zur Verbesserung seiner Steuerungsfähigkeit lernen. Die Grundfähigkeit des Erkennens, was wirklich gefragt ist, d. h. genau hinzuschauen und genau zuzuhören, muss eingeübt werden. Danach muss die Fähigkeit trainiert werden, die Aufgabe auch ganz auszuführen, d. h. das Ziel im Auge zu behalten, das eigene Vorgehen zu überwachen und Rückmeldung aus dem Umfeld miteinzubeziehen. Das ist Voraussetzung für die Fähigkeit einer Handlungsplanung und den Erwerb von Problemlösestrategien.

Diese Therapieform, mit dem Ziel, lernen zu können, das Kind/den Jugendlichen und sich selbst zu managen, erweist sich beim ADS nach Durchsicht der Literatur und auch aus eigener Erfahrung als sehr erfolgreich.

Dies erfolgt in kleinsten Verhaltensschritten mit sofortiger Rückmeldung, was o. k. war und was nicht o. k. war. Anhand von Signalen, Zeichen oder kurzen Berührungen werden immer komplexere Verhaltensweisen angebahnt, die dem Kind helfen, sich „richtig" mit einer Aufgabe auseinandersetzen zu können. So wird z. B. Sitzenbleiben, Abwarten, während ein anderer spricht, das Angehen einer schwierig erscheinenden Aufgabe etc. eingeübt.

Angepasst an das Entwicklungsniveau des Kindes/Jugendlichen müssen bisherige Misserfolgserfahrungen („Ich hab mich doch so angestrengt, aber ich mach so viele Fehler") mit wiederholter Erläuterung des Wahrnehmungsstils genau analysiert werden und aufgezeigt werden, wie man Verbesserungen erzielt, z. B. durch genaueres Hinschauen. Konkretes Üben ist ein wesentliches Element, ob bei Konzentrationsaufgaben, beim Bewältigen einer Textaufgabe oder dem Aufbau einer Arbeitshaltung.

Damit so etwas auch in den Alltag übertragen werden kann, sollte dies beim ADS-Kind auch in der Gruppe erfolgen.

Rollenspiele, Übungen und Elterntraining

In der sozialen Auseinandersetzung muss analog alternatives Verhalten besprochen und eingeübt werden. Rollenspiele können hilfreich sein, um konkrete Kollisionen zu untersuchen und andere Strategien zur Bewältigung zu entwickeln.

In Lernspielen erfährt das Kind, dass es etwas kann.

Dies sollte unter realistischen Belastungsfaktoren (andere Personen, störende Außenreize) geübt werden.

Ein wesentlicher Baustein der verhaltenstherapeutischen Behandlung beim ADS-Kind/Jugendlichen ist die intensive Beratung/Schulung der Eltern und Bezugspersonen, vor allen Dingen im Rahmen eines Elterntrainings. Zusätzlich müssen zu Hause ganz konkrete Abläufe eingeübt werden, wie Durchführung der Hausaufgaben nach Plan.

Zur Verbesserung des Selbstwertgefühls ist der Einsatz von fordernden Lernspielen, die das Kind auch bewältigen kann, ein hilfreiches Mittel. Im Schwierigkeitsgrad dem Kind angepasst, soll es erfahren, dass es etwas kann. In einem Programm zur Selbstkontrolle im Leistungs- und Sozialbereich soll das Kind durch Selbsteinschätzung und -bewertung erkennen, wie es sich allmählich selbst managen kann.

Leicht gesagt, schwer getan – aber erfolgreich

Was technisch so leicht klingt, ist bei Kindern/Jugendlichen mit dem ADS langwierig und aufwendig, aber erfolgreich, wenn mit intensivem therapeutischem Einsatz gearbeitet wird. Leider klappt es meistens nicht, lediglich „ein Programm durchzuziehen", in dem z. B. über einige Stunden Selbstinstruktion und dann mit vorgeplanten Inhalten soziale Strategien angeübt werden.

Die jahrelange eigene Erfahrung mit Kindern und Jugendlichen mit dem ADS zeigt, dass intensives Üben, ein Begleiten auch durch schwierige Phasen sowie Krisenmanagement notwendig sind. Häufig werden auch wesentlich mehr Bezugspersonenstunden benötigt, was im Behandlungskontingent nicht einfach unterzubringen ist.

Das Therapieziel, kompetent zu werden im Umgang mit der Problematik, wird mit der Verhaltenstherapie dann erreicht, wenn es sich um Kinder und Jugendliche mit dem ADS mit leichteren Lernstörungen, aggressiven oder verweigernden Verhaltensweisen, depressiven Verstimmungen, anspannungsbedingtem Kopfschmerz und Bauchschmerz handelt (oft unterstützt durch medikamentöse Therapie).

In diesen Fällen ist die Verhaltenstherapie erfolgreich.

Sobald jedoch noch zusätzlich beobachtbare Wahrnehmungsstörungen mit Auswirkungen auf Lernschwächen/Teilleistungsschwächen dazukommen, u. U. sogar in Kombination mit einem Entwicklungsrückstand oder einer Sinnesbehinderung, reicht diese Behandlungsmethode nicht mehr aus und muss durch eine Methodenkombination erweitert werden.

Hier brauchen Sie zusätzliche Hilfe.

Die Ergotherapie

Ergotherapie wird beim Kind eingesetzt, wenn es in seiner körperlichen, kognitiven oder emotionalen Entwicklung gegenüber Gleichaltrigen zurückbleibt und die Entwicklungsverzögerungen im Wesentlichen auf mangelhafte Verarbeitung von Sinnesreizen oder geschädigte Sinnesorgane zurückzuführen sind.

Mit unterschiedlichen Konzeptionen werden die Kinder therapeutisch gefördert.

Grundlage der Behandlung ist eine differenzierte Befunderhebung bei einer ganzheitlichen Sichtweise des Kindes, die nicht nur die Schwächen und Defizite herausschält, sondern ebenso die Stärken und Ressourcen der kleinen Persönlichkeit herausfindet und in die Behandlung miteinbezieht.

Eine der möglichen Konzeptionen ist die sensorische Integrationstherapie nach Jean Ayres. Über die Körpersinne, die z. B. die Gleichgewichtsregulation oder Hautempfindungen ermöglichen, und die Fernsinne, welche die Welt z. B. durch Sehen und Hören erschließen, erhält das Gehirn Reize. Diese müssen in den unterschiedlichen Gehirnebenen gefiltert, zugeordnet, verglichen, gespeichert und beantwortet wer-

Sensorische Integrationstherapie

den. Nur bei einer ausreichenden Vernetzung der unterschiedlichen Gehirnareale können die Reize kompetent verarbeitet werden (sensorische Integration), und es kommt zu basalen, weitgehend verautomatisierten Fertigkeiten wie z. B. einer guten Gleichgewichtsregulation oder einem stabilen, zuverlässigen Körpertonus.

Gerade diese basalen Fertigkeiten sind grundlegende Voraussetzung für alle weiteren Entwicklungsschritte.

Aufgrund seiner „Filter-Problematik“ und des daraus resultierenden lückenhaften, verunsichernden Wahrnehmungsstils sind beim ADS-Kind Probleme in der oben angesprochenen Vernetzung und somit der Reizverarbeitung vorprogrammiert.

SI-Therapie hilft oft, ist aber keine spezielle und spezifisch wirksame Behandlung von ADS.

In der SI-Therapie liegt der Schwerpunkt der Behandlung im Nachvollziehen der „basalen Erfahrungen“. Dabei werden dem Kind Gleichgewichtsreize, propriozeptive Reize zur Wahrnehmung der Tiefensensibilität und taktile Reize zur besseren Integration der Hautwahrnehmung angeboten und vermittelt. Das Kind kann noch einmal Erfahrungen machen, die es schon ganz früh in der Entwicklung hätte machen müssen – eine Möglichkeit zur neuralen Nachreifung, zur besseren Vernetzung der beiden Gehirnhälften und der diversen Hirnebenen.

Durch bessere Wahrnehmungsleistungen wird das Kind „in sich sicherer“ und kann sich besser mit seiner Umwelt auseinander setzen.

Teilleistungsschwächen sowie Umsetzungsfertigkeiten in Feinmotorik und im Schreibbewegungsablauf können zusätzlich mit speziellen Konzepten behandelt werden. Elternanleitung und -beratung erfolgen begleitend. Zusätzlich fördernde Maßnahmen wie z. B. sportliche Aktivitäten werden angeregt.

Eine beobachtbare Zunahme an Selbstsicherheit, Verbesserung des Bewegungsgeschicks sowie der Wahrnehmungsdifferenzierung sind Kriterien für die Beendigung der Maßnahme.

Obwohl auch eine Ergotherapie unter verhaltenstherapeutischen Prämissen erfolgen kann, reicht diese Therapieform beim ADS-Kind oft nicht aus. Eine Kombination mit anderen Therapien ist erforderlich.

Sprachtherapeutische Behandlung

Wenn ADS-Kinder sprechen, sprechen sie viel, wie beschrieben, kämpfen aber noch mit Aussprachefehlern (Sezember statt September, grei statt drei etc.). Sprachheiltherapeutische oder logopädische Übungsbehandlung ist notwendig, wenn diese Schwierigkeiten noch im Vorschulalter bestehen. In schwereren Verläufen können die Kinder die Spontangrammatik der Sprache nicht richtig erlernen (ein Prozess, der sich eigentlich automatisch vollzieht) und scheinen dabei häufig noch schlechter zuhören zu können als andere ADS-Kinder.

Nicht selten entwickeln ADS-Kinder Sprache auffallend langsam (geschätzt 30–40 % der Kinder).

Manche sprechen grammatikalisch zwar richtig, haben aber Schwierigkeiten, längere oder auch schwierigere Wörter nachzusagen oder spontan auszusprechen. Später, in der Schule, können sie nur mühsam und unzusammenhängend berichten, was sie erlebt haben, weit über die üblichen Schwierigkeiten eines „normalen" ADS-Kindes hinaus.

Sie vergessen die Namen der Spielkameraden immer und immer wieder, auch noch im Kindergartenalter.

Oft wird etwa folgende Vorlaufgeschichte erzählt:

Vroni war ein munteres Kleinkind, das aber spät zu sprechen begann. Bereits im ersten Lebensjahr hatte sie immer wieder Erkältungen und Mittelohrentzündungen. Mehrfach waren antibiotische Behandlungen notwendig. Mit zwei Jahren atmete sie nur noch durch den offenen Mund und schnarchte nachts. Sie schien manchmal auf Ansprache überhaupt nicht zu reagieren, weshalb eine Vorstellung beim Hals Nasen-Ohren-Arzt erfolgte.

Dieser riet zur Entfernung der Rachenmandeln, da diese viel zu groß seien und die Entlüftungskanälchen der Paukenhöhlen zur Mundhöhle einengten. Im Mittelohr befinde sich beidseitig ein Erguss, sodass das Kind einfach deutlich schlechter hören könne, weil die Hörknöchelchen nicht richtig schwingen konnten. Nach der Operation „hörte" das Kind gut, aber das Problem war dennoch „irgendwie" da.

Vroni hörte gern Geschichten, wollte aber nicht davon erzählen. Sie hörte sich auffallend immer wieder dieselbe Kassette an. Dies wurde der Mutter genauso unheimlich wie die Tatsache, dass sie sich den Namen ihres ausländischen Kindergartenfreundes nicht merken konnte.

Eine genaue Abklärung bei der Logopädin ergab die Diagnose einer „Fehlhörigkeit" (bei bereits bekanntem ADS).

Auditive Wahrnehmungsstörungen

Dem Kind fällt es schwer, Gesprochenes vollständig „wirklich richtig" aufzunehmen.

Auditive Wahrnehmungsintegrations- und Differenzierungsstörungen gibt es häufiger, als man bisher vermutete. Das Kind hört z. B. eine Dehnung nicht, kann „i" von „e" nicht unterscheiden, versteht statt „Pelz" das Wort „Pilz", sagt „Hörsch" statt „Hirsch" und „Körche" statt „Kirche". Es kann Gehörtes auch nicht richtig in das entsprechende „innere Wortregal" einordnen und beim Abrufungsprozess entsprechend sofort finden und abholen.

Bei diesen Kindern findet man bisweilen eine auffallende, isolierte Hörempfindlichkeit, obwohl sie selbst laut sind, in Form einer „Hyperakusis".

Beim ADS-Kind wird dies bei seinem Wahrnehmungsstil schwierig, führt grundsätzlich zu erheblichen Problemen beim Lese- und Schreiberwerb sowie beim Erlernen einer Fremdsprache.

Funktionelle Übungen mit entsprechenden Trainingsprogrammen können hier, möglichst früh eingesetzt, verhindern, dass das ADS-Kind seinen „akustischen Kanal" immer mehr vernachlässigt und immer mehr aufgefordert wird „doch endlich mal richtig zuzuhören" und sich anzustrengen.

Stefan, fünf Jahre, geht nur mit Pudelmütze auf dem Kopf in den Kindergarten „weil es da so laut ist". Er weint, als er sie absetzen soll.

Jan, sechs Jahre, fürchtet sich vor Silvester, „weil es da immer so knallt".

Gegenwärtig werden spezifische Methoden entwickelt, um die Kinder mit diesem Frequenzbereich „bekanntzumachen" und sie gegen diese Überempfindlichkeit zu desensibilisieren, d. h. sie gezielt und dosiert gewissen Frequenzbereichen (die vorher ausgetestet werden müssen) auszusetzen, bis sie sich daran gewöhnt haben und nicht mehr überempfindlich reagieren müssen.

Die heilpädagogische Übungsbehandlung

Die Heilpädagogik stellt ein „Generalkonzept" dar, um Kinder und Jugendliche mit seelischen, körperlichen und geistigen Behinderungen oder der Bedrohung durch dieselben mit pädagogisch-therapeutischen Konzepten zu helfen, die Behinderungsausmaße zu mildern und ihnen, entsprechend ihren Möglichkeiten, zur Integration zu verhelfen.

Eine umfassende Elternberatung und Beratung der weiteren Bezugspersonen ist ein fester und wesentlicher Bestandteil dieser Behandlungsform.

Übende, erfahrende und trainierende Methoden aus dem großen entwicklungsrehabilitativen Konzeptangebot kommen zum Einsatz. Je nach Ausbildung und Behandlungsschwerpunkt arbeitet der eine Heilpädagoge mehr mit sozialen Ansätzen, der nächste mehr entwicklungsfördernd.

Wann ist diese Therapie sinnvoll?

Für das ADS-Kind sinnvoll ist, bei profunden Kenntnissen über das Syndrom und ebenso gutem Hintergrundwissen über

Basis der Behandlung bildet ein Aufmerksamkeitstraining.

Die heilpädagogische Entwicklungstherapie unter verhaltenstherapeutischen Prämissen sieht auch in den Therapieintervallen ein Üben zu Hause mit kleinen Hausaufgaben vor.

Bewegungskoordinationsstörungen und Teilleistungsschwächen, eine multimodal ansetzende, heilpädagogische Entwicklungstherapie unter verhaltenstherapeutischen Prämissen, die jeweils individuell auf die jeweilige Störungskonstellation eines Kindes zugeschnitten ist.

Das Aufmerksamkeitstraining muss mit individuell gezielt abgestimmten Programmen zur Bewegungs- und Wahrnehmungserfahrung gekoppelt sein. Im heilpädagogischen Ansatz ist aber auch gezieltes Einüben von Umsetzungsfunktionen wichtig, wie Antrainieren der Schreibflüssigkeit, „Lauschtraining" bei Fehlhörigkeit etc. Miteinbezogen werden auch verhaltenstherapeutisch ausgerichtete Übungseinheiten zum Erwerb einer situationsangepassten Selbstdarstellung (auch in der Gruppe). Die Behandlung muss sehr strukturiert erfolgen. Die Therapiebausteine bauen aufeinander auf. Alle wichtigen Bezugspersonen werden intensiv geschult und beraten.

Kommen Entwicklungsrückstände oder Sinnesbehinderungen, schwere soziale Anpassungsstörungen oder erhebliche seelische Irritationen dazu, sollte möglichst so lange behandelt werden können, bis das Kind einen deutlichen Kompetenzzuwachs erlebt und die Eltern sicher geworden sind im Umgang mit ihm.

Vorlauf- und Kontrolldiagnostik muss zur Therapieplanung zwingend erfolgen.

Gute Erfolge

Die jahrelange eigene Erfahrung in der Arbeit mit diesem Behandlungsansatz zeigt, dass, wenn die Basisproblematik des Kindes ausreichend intensiv verändert wurde, unter dem Motto „Ich fordere immer etwas mehr ein, als das Kind freiwillig von sich zu geben bereit ist", das ADS-Kind durch diesen breit gefächerten Ansatz mit seiner Familie deutliche Leistungs- und Anpassungsverbesserungen erzielen kann.

Psychomotorik

Die Psychomotorik (ausgeführt durch Psychomotorik- oder Mototherapeuten) ist eine etwas andere Behandlungsform als die Krankengymnastik bei Störungen der Bewegung in Form von Ungeschicklichkeit, Gehemmtheit, Koordinationsschwäche und Unruhe.

Der Begründer der Psychomotorik, Ernst J. Kiphard, sieht den Ansatz der Psychomotorik (1979) in einem System aus Bewegungsverhalten zusammen mit Wahrnehmungsgenauigkeit, intellektuellen Informationsverarbeitungsmechanismen vor dem Hintergrund von Motivation und der Fähigkeit, den Eigenantrieb und auch die Emotion regulieren zu können.

Dieses System ist beim ADS-Kind nicht selten gestört. Kiphard hat speziell beim hyperaktiven Kind auch die Vermutung, dass das Kind elementare Wahrnehmungserfahrungen im Bereich des Gleichgewichtsempfindens und der taktilen Wahrnehmung nicht ausreichend machen konnte.

Wann ist diese Therapie sinnvoll?

Nach einer Ausprobier- und Gewährungsphase in der Therapie, in der die Kinder (meist in der Gruppe) zur Verbesserung eben dieser grundlegenden Wahrnehmungen wippen, schaukeln, springen, rutschen dürfen, werden unter Wahrung klarerer Strukturen und eindeutig vereinbarter Regeln Loslaufen und Einbremsen, Kennenlernen des Körperschemas und gelenktes Ausagieren von Aggressionen mit gezielten Bewegungen angeboten.

Diese Therapie macht Kindern sehr viel Spaß, zumal sich die Therapeuten mit Phantasie und Kreativität ausgesprochen motivierende Bewegungsangebote einfallen lassen.

ADS-Kinder erleben in der Regel eine deutliche Steigerung der Wahrnehmungsfähigkeit, der räumlich-zeitlichen Orientierung und der Körperkontrolle. Die Grundstörung wird dadurch allerdings nicht gebessert.

Der Therapeut als „Superreiz"

Beim hypersensiblen, ausgeprägt personenbezogenen Kind mit dem ADS ist bei allen Behandlungsansätzen wichtig zu wissen, dass es nur mitmacht und sich in ein Therapiekonzept einlässt, mit welchem Verfahren auch immer, wenn es spürt, dass

- die Eltern liebevoll konsequent und unerbittlich dahinterstehen,
- der Therapeut dem Kind immer wieder signalisiert: „Spatz, ich mag dich, aber der Chef bin ich."

Freundlichkeit, direkte Konsequenz und Anforderungen

Das ADS-Kind ist nicht nur für Eltern und Lehrer, sondern auch für Therapeuten eine Herausforderung.

Ohne freundlich zugewandte, sofort einsetzende direktive Konsequenz und das Einfordern von immer etwas mehr, als das Kind freiwillig von sich zu geben bereit ist, gibt es keinen Therapiefortschritt.

Empathisches, aber wenig forderndes Verhalten, in der Hoffnung, dass sich das Kind schon das aus der Therapie „holt", was es braucht, führt nicht weit. Der Therapeut muss auch immer wieder selbstkritisch überprüfen, inwieweit seine Therapieform sinnvoll und möglicherweise noch mit anderen Ansätzen zu verknüpfen ist.

Leise Anflüge von persönlicher Gekränktheit des Behandlers durch das Motzen des ADS-Kindes, Irritation durch aggressive Ausbrüche, die punktuell stattfinden können, kleinste Unsicherheiten, ob bei heftiger Verweigerung vielleicht nicht doch nachgegeben werden sollte, erkennt das ADS-Kind sofort.

Der Therapeut – ein ideales Profil

Er muss fähig sein, nonverbal direktiv korrigieren zu können, auf dem Hintergrund gleichbleibend gelassener, freundlicher

Sich in das Kind hineinversetzen und doch neutral draußen bleiben.

Annahme. Will er erfolgreich mit dem ADS-Kind arbeiten, sollte er das „Balou-Gefühl“ für sich richtig einüben, um den „abgestellten Affekt“ problemlos einsetzen zu können.

Es ist fast überflüssig zu erwähnen, dass der Therapeut klar und echt sein muss, Humor haben sollte, um mit diesem ab und zu „paradox“ reagieren zu können, wenn sich das Kind immer wieder furchtbar über Kleinigkeiten aufregen muss.

Er muss registrieren lernen, was auch das Kind registriert, z. B. Ablenkreize wie das vorüberfahrende Feuerwehrauto auf der Straße und das Telefongespräch im Nachbarraum.

Er selbst muss sehr strukturiert sein, gepaart mit maximaler Flexibilität, d. h. gefasst auf jederzeit auftretende uneinschätzbare Reaktionen des Kindes, ausgelöst durch irgendeine kleine Missbefindlichkeit.

Er muss das Behandlungssetting festlegen (was das Kind tun soll, wo und wie), mit der Möglichkeit, die Therapiebausteine je nach der situativ angetroffenen Tagesform und Befindlichkeit des Kindes auch spontan auszutauschen.

Was der Therapeut gewinnt

Schafft er es aber,

- sich auf der Entwicklungsebene des Kindes/Jugendlichen mit seiner ADS-Problematik in dessen Befindlichkeit einzufühlen,
- Missbehagen des Kindes/Jugendlichen sofort thematisieren zu können,
- Widerstand zu erkennen, thematisieren zu können und dann doch das durchzuziehen, was er einfordern wollte, kann er für das Kind zum „Superreiz“ werden mit deutlichem Motivationszuwachs beim Kind.

Auch er muss immer wieder nachfragen ohne Wertung, bis er sicher sein kann, dass das Kind eine Instruktion verstan-

In seiner gesamten Verhaltensweise (und persönlichen Einstellung) ist er ein wichtiges Modell für Eltern, Erzieher und Lehrer.

den hat. Er muss die Anstrengungsbereitschaft des Kindes verstärken und nicht nur sein Handlungsergebnis.

Gelingt es ihm, diese Einstellungs- und Verhaltenskriterien zu erfüllen, wird er im therapeutischen Prozess beobachten, dass das Kind ihn rasch regelrecht „liebt“, sich für ihn ganz besonders anstrengt – mit dem bestmöglichen Transfer, zu dem das Kind im Rahmen seiner Störungskonstellation in der Lage ist.

Was sonst noch helfen soll

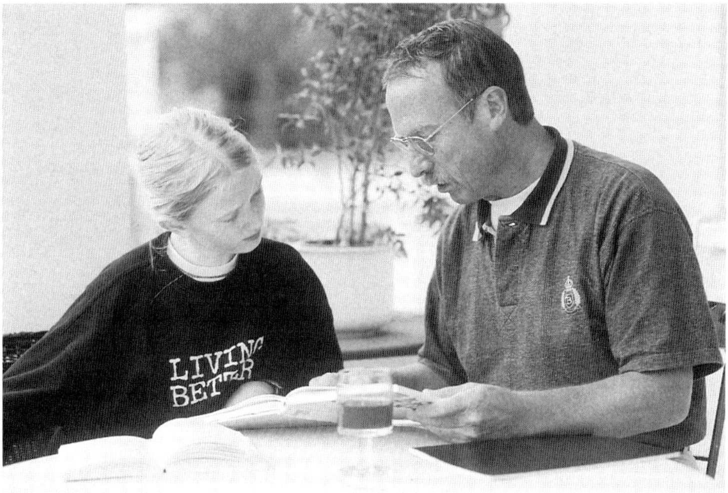

Immer wieder hoffen Eltern auf alternative Lösungen. Leider sind Erfolge hier bisher nicht nachweisbar.

Diät

Diätetische Behandlungsmethoden bergen leider grundsätzlich die Gefahr eines einseitigen Nahrungsangebots und damit einer Mangelernährung.

Der in Amerika gegenwärtig führende Experte, Russel Barkley, schließt eine nahrungsmittelallergische Verursachung bei diesem Syndrom aus, wird sogar recht scharf in der Diktion über dieses Phänomen, wenn er meint, dass inzwischen genügend wissenschaftliche Zeit, Kraft, Geld und Arbeitsstunden verschwendet worden seien über unbewiesene Behauptungen darüber, dass Diäten diesen Kindern helfen könnten.

Derzeit gewinnt der diätetische Aspekt wieder an Relevanz als „bessere" Alternative zur medikamentösen Therapie – und zur Vermarktung der in ihrer Wirksamkeit und Unschädlichkeit (!) nicht belegten „Afa-Alge".

Es scheint müßig, nochmals darüber zu berichten, dass bestimmte Nahrungsmittelzusätze „Auslöser" für das hyperkinetische Syndrom sein könnten.

Erfahrungsgemäß sind die Effekte vieler ganz spezieller Diäten nur von kurzer Dauer.

Viele dieser Überlegungen erfolgten zum Teil faszinierend und laienhaft „nachvollziehbar", sodass Eltern völlig überzeugt und sehr kompetent ihr Kind anders ernährten. Damit machten sie klare Vorgaben, gaben Orientierungshilfen, forderten Impulssteuerung ein „Ich darf mich nicht sofort mit Bonbons belohnen". Eltern wurden hier unbewusst Co-Therapeuten.

Jeder Diätversuch bei Kindern ist immer mit einer deutlich gesteigerten Zuwendung der Bezugsperson zum Kind verbunden. Das Kind merkt, dass man sich besonders um es kümmert, dass es wichtig ist, und bekommt ein Gefühl, ganz „speziell" zu sein.

Gibt es dann noch eine positive Auswirkung, schreiben Eltern und Kind der Diät die Änderung zu, und es entsteht ein Motivationszuwachs bezüglich deren Einhaltung.

Konservierungsstoffe

Die eigene Erfahrung zeigt allerdings daneben durchaus, dass immer wieder Kinder und Erwachsene subjektiv von sich aus berichten, dass es ihnen mit weniger künstlichen

Konservierungsstoffen und weniger künstlichen Farbstoffen, meist in Verbindung mit weniger Zucker, „irgendwie besser" geht. Daher erfolgt tatsächlich, trotz wissenschaftlicher Feststellungen, oft der Rat, möglichst wenig Künstliches in der Nahrung zu haben.

Die sehr belastete Umwelt ist ein Risikofaktor für jeden, somit auch für den Patienten mit dem ADS.

Welche Auswirkungen genau bestehen, ist aber noch nicht ausreichend erforscht.

Eine Beschreibung der gegenwärtigen Therapiemöglichkeiten, die in Deutschland u. a. über den Arbeitskreis „Überaktives Kind" bezüglich Ernährung und alternativen Behandlungsmöglichkeiten empfohlen werden, gibt S. Bernau 1995 ab.

Zucker

Eine kritische Einschätzung der gegenwärtigen Diätszene trifft J. Krause 1995 in ihrem Beratungsführer. Sie beschreibt die häufig anzutreffende Zuckersucht der hyperaktiven Kinder und die mögliche Auswirkung auf den Serotoninspiegel (Serotonin hat eine wichtige Funktion als Neurotransmitter), macht jedoch auf mangelhafte Erforschung der Auswirkungen aufmerksam. Ebenso beschreibt sie, dass eine Studie an einer renommierten Mannheimer Klinik nur bei 10 % der Kinder mit einer oligo-antigenen Diät (Diät, bei der keine allergischen Erscheinungen auftreten können; ist aber eine Mangelernährung) eine Verbesserung der Symptomatik gesehen hat.

Von dieser Diät hatte man sich viel Hilfe versprochen, speziell in der Elterninitiative AÜK (Arbeitskreis Überaktives Kind e. V.).

Methoden

Diätetische Behandlungsmethoden bergen leider grundsätzlich die Gefahr eines einseitigen Nahrungsangebots und damit einer Mangelernährung. Eine medizinische Begleitung mit Wachstums-, Gewichts- und Blutbildkontrollen sollte immer erfolgen.

Ein Austesten von Nahrungsmittelallergien mit Außenseitermethoden, speziell der Methode des Muskeltests der Edu-Kinesiologie, ist sehr fragwürdig.

Außenseitermethoden sollen damit nicht grundsätzlich verteufelt werden; es scheint nur zwingend nötig, sehr kritisch zu hinterfragen und immer zu überlegen, ob das Kind durch die Belastung mit einer Diät und ihren Ritualen nicht noch weiter belastet oder irritiert wird und an der tatsächlichen Problematik „vorbeiernährt" wird. Durch einen solcherart gebildeten Schwerpunkt kann kostbare Zeit verlorengehen, in der dem Kind wirkungsvoll geholfen werden könnte mit z. B. wahrnehmungsstilbezogenen erzieherischen und/oder therapeutischen Maßnahmen.

Die Festhaltetherapie

Ursprünglich für das autistische Kind „gefunden", soll das Kind Sicherheit und Liebe spüren, wenn es gegen seinen Willen intensiv „gehalten wird".

In der Öffentlichkeit wird gegenwärtig mit großem Interesse die „Festhaltetherapie" verfolgt.

Die Psychologin Jirina Prekop erläutert zur Begründung der Methode, die vor allen Dingen von ihr propagiert wird, dass ein unzufriedenes und schreiendes Baby geschaukelt und liebkost wird, bis es ruhig, entspannt und zufrieden ist. Je unzufriedener es ist, desto mehr werde es liebkost und geschaukelt. Diese grundlegende Bedürfnisbefriedigung erfolge aber heute nicht mehr ausreichend, da die Mütter heute zu bequem und zu passiv oder auch zu rational seien, um ihren Kindern den nötigen Halt zu geben. Hier wird sehr verallgemeinert. Schuldzuweisungen erfolgen spätestens mit dem Titel ihres Buches „Hättest du mich festgehalten".

Prekop führt an, dass Mütter sich aus purer Liebe dem Kind unterordnen durch verwöhnende und/oder überfordernde sowie zu demokratische Erziehungsweise. Sie drängt auf konsequente Erziehung und schafft außerhalb der eigentlichen Behandlungszielgruppe der autistischen Kinder Krankheitsbezeichnungen wie das „omnipotente Kind", das „autokratische Kind", das „tyrannische Kind". Diesen Kindern müsse die Herrsch- und Provokationslust genommen werden. Sie müssten die spürbar waltende Liebe der Mutter fühlen, um sich in den familiären Prozess integrieren zu können.

Anwendung der Therapie

Die Mutter soll ihr Kind „umarmen" in sitzender oder liegender Position (so wird die Umklammerung bis zur Bewegungsunfähigkeit des Kindes genannt), wobei die Sitzung zwischen 20 Minuten und vier Stunden dauern kann. Der Widerstand des Kindes soll dabei u. U. sogar noch provoziert werden.

Das Halten soll möglichst in einer akuten Spannungssituation erstmalig eingesetzt werden.

Bei diesem „Halten" soll die Mutter bei direktivem Zurückweisen der Abwehr des Kindes (u. U. auch mit herben Worten oder mit noch festerem Griff) dem Kind in übersättigender Weise Trost geben. An einem bestimmten Punkt werde sich „das Kind dem liebevollen Fordern der Mutter ergeben".

Die Indikation für diese Therapieform spannt Jirina Prekop weit und immer weiter: So könne diese Therapieform angewandt werden bei Zornausbrüchen in der Trotzphase, bei Bindungs- und Beziehungsschwierigkeiten in Pflege- und Adoptivfamilien, bei massiven Ängsten, Schulverweigerung, zwanghaften Stereotypien, Destruktionstendenzen und Essensverweigerung, bei Kindern mit einer Verengung der Speiseröhre (!) und vielen anderen – selbstverständlich auch bei Kindern mit dem ADS.

Kritik der Fachwelt

Diese Therapiemethode ist wissenschaftlich nicht begründet, versucht sich aber so darzustellen mit einer Mixtur aus Sichtweisen der Verhaltensforschung und der Psychoanalyse. Auch die Verhaltenstherapie wird bemüht: Das Kind werde durch Reizüberflutung in seiner Kontakt- und Veränderungsangst „desensibilisiert".

Die Haltetherapie ist zu einer Art Ideologie geworden, mit erschreckender Entwicklung.

Die negative Erfahrung des Festhaltens werde durch Trösten in eine positive Erfahrung für das Kind verwandelt. Die Mutter rege durch diese Therapieform im Seelenleben ihres Kindes Hemmung und Ordnung an. Das Festhalten sei nur mit „der Logik des Herzens zu begreifen“.

Kontraindikationen für diese Therapieform gebe es nicht, Heilung soll möglich sein.

Bereits der Kinderschutzbund wehrte sich in einem Manifest heftig. In einer kritischen und reflektierten Arbeit beurteilen Roman und Elbing (1990) die gegenwärtig bekannten Formen der Festhaltetherapie und der Körpertherapien und fordern nach differenzierter Einschätzung, dass die Verantwortlichen doch alternative Methoden finden und die Haltetherapie beenden sollten.

Dieser Therapieform ist absolute Absage zu erteilen, und zwar rigoros, wenn man das ADS-Kind einfühlend versteht. Es wäre daneben gut, andere Kinder mit anderen Störungen ebenfalls vor dieser Methode bewahren zu können.

Immer mehr Fachleute finden sich in der Anhängerschaft. Modifizierte Festhalteformen (z. B. die körperbezogene Interaktionstherapie) werden befremdlicherweise inzwischen sogar zu einem Teil einer verhaltenstherapeutischen Übungsbehandlung von einigen Therapeuten gemacht.

Volpert (1995) berichtete auf einem Seminar, dass bei „Körperblockaden“, Nichtbefolgen eines Auftrags und Machtkämpfen speziell beim hyperkinetischen Kind das Kind bis zu einer Stunde auf dem Schoß der Mutter Bauch an Bauch sitzen solle, mit dem Ziel, Blickkontakt aufzunehmen, Anforderungen zu erfüllen und Lob und Grenzsetzung wahrzunehmen. Im Hintergrund wird beim ADS-Kind vermutet, dass es nicht so könne, weil sein Hirn zu unreif sei und die Mutter zu schnell agiere.

Erfahrungen im Ausland

In den meisten anderen europäischen Ländern und den USA gibt es diese Methode nicht. Der amerikanische Kollege Dr. Brooks teilte mir persönlich auf dem Kongreß in Washington

1995 und erneut im Oktober 1999 mit, dass er über eine solche Behandlungsform einfach schockiert sei.

Nichts gegen Konsequenz und nichts gegen kurzes Fixieren in einer Krise. Bei diesen überempfindlichen Kindern jedoch mit ihrer hochsensiblen Nähe-Distanz-Regulierung (angesichts ihres Wahrnehmungsstils) kommt diese Therapieform, mit der der Wille des Kindes gebrochen wird, der Vergewaltigung ihrer Persönlichkeit gleich.

Bei ADS-Kindern bewirkt diese Therapie das Gegenteil von dem, was sie bewirken will.

Bernd, sieben Jahre, hat „Festhalten" hinter sich, mehrfach. Monatelang läuft er sofort in Panik davon, wenn sich seine Mutter ihm auf eine Distanz unter einem Meter nähern will. Wie „gestochen" rast er in die Küche, holt sich aus der Brotschublade das Brotmesser und hält es vor sich hin, schreit „Halt mich bloß nicht mehr fest."

Frederik, vier Jahre, kann seit dem Festhalten gar nicht mehr spielen. Immer wieder muss er nachschauen, ob die Zimmertüre noch offen ist, ob er noch rausgehen kann, wenn seine Mutter im Zimmer ist. Schranktüren lässt er zu. Stereotyp murmelt er an der Tür „Frederik naus will."

Patrick, elf Jahre, schreibt im Satzergänzungstest: „Ich wünsche mir …, am allermeisten, dass ich nie wieder in meinem Leben festgehalten werde." Bei ihm musste der Vater die Mutter unterstützen, um ihn halten zu können.

Am 23. 8. 1995 zeigte das ZDF in der Reihe „Doppelpunkt" eindrucksvoll, was ein solches Kind erlebt: Eine Mutter lag mit ihrem ganzen Gewicht auf ihrem Sohn, bis dieser irgendwann resignierend die Ärmchen um den Hals der Mutter legte. Hieraus soll das Kind spüren, dass es geliebt wird.

Die Edu-Kinesiologie

Diese Methode wird zwar noch angewandt, ist aber in ihrer Wirksamkeit bei der aufgezeigten Problematik in keiner Form je wissenschaftlich belegt worden.

Diese inzwischen sehr verbreitete Therapieform der „educational kinesiology", d. h. erziehende Bewegungslehre, nimmt für sich in Anspruch, „Lernblockaden und Unkoordiniertheiten" durch Bewegungs- und Energieübungen zu beherrschen. Bei Vermengung von Erkenntnissen über physiologische Abläufe und fernöstlichem sowie esoterischem Gedankengut wird ein ursächlicher Zusammenhang zwischen Bewegungsabläufen und der Persönlichkeit hergestellt. In der Begründung wird zum Teil auf „Bekanntes" zurückgegriffen. Für das hyperaktive Kind sei die Wahrnehmung des eigenen Körpers im Raum wichtig, die Balance der eigenen Sinne.

Wie auch in der Akupunkturlehre geht die Edu-Kinesiologie von Energieflüssen im Körper aus, die ungehindert fließen können, wenn das Individuum mit der Natur im Einklang steht. Eine zentrale Rolle wird der Thymusdrüse zugeschrieben, die den Energiehaushalt des Körpers überwache. Sie wird auch im Zusammenhang mit der Koordination der Tätigkeit der beiden Hirnhälften gesehen.

Komme eine große Belastung auf das Individuum zu, die eventuell zu groß ist, gebe es Blockaden des freien Energieflusses. Ganzheitlich denkend, Bezug nehmend auf Methoden der Chiropraktik und der Akupunkturlehre, werden mit der Methode „Touch for Health" Muskeln, Lymphgefäße, Organe „behandelt" durch Stimulation „neurolymphatischer Punkte", „Streichen von Meridianen" etc.

Es heißt, hyperaktive Kinder würden dies gern mit sich machen lassen, das Erspüren eigener Körperzonen, das Erspüren von Stärke und Schwäche von Muskeln, das Halten bestimmter Hautkontaktpunkte gefalle ihnen. Sie lernten schnell, ihre gefundene Balance in sich nicht nur wahrzunehmen, sondern auch ihren Bezugspersonen zu vermitteln, was ihnen viel

Spaß mache, zumal sie Zuwendung von diesen bekämen (Märker 1993).

Ist diese Therapie sinnvoll?

Die Methode „Brain-Gym" bietet Beeinflussungsmöglichkeiten an, Denk-, Gefühls- und Erlebnisblockaden im Gehirn zu beseitigen, Wahrnehmungsstörungen und Teilleistungsschwächen in nur wenigen Sitzungen mit Einüben anderer Blickrichtungen als gewohnt zu beheben. D. h. ein Kind muss nur bestimmte Übungen machen, und es lernt lesen. Mit „Muskeltests" werde jede Art eines Stressfaktors erfasst, der den Energiefluss im Körper beeinträchtigt. So werden auch Nahrungsmittelunverträglichkeiten ausgetestet. John Diamond (1993) äußert, der Test sei kein Lügendetektor, sondern ein „Wahrheitsfinder", d. h. man könne sich nicht dagegen wehren, dass der Körper so äußere, was er brauche oder nicht.

„Diplomierte Lernberater" bieten Hilfe an. Diese „Methode" klingt bestechend, weckt das Interesse und die Hoffnungen zahlreicher Eltern und auch vieler Lehrer, ist aber wissenschaftlich nicht bestätigt und zudem teuer.

Diagnose und Therapie werden in der Lehre und Erfahrung mit Edu-Kinesiologie als „freudiges Abenteuer" beschrieben. Lernen werde nicht mehr quälend sein. Dies könne gut, schnell und auch ohne zeitaufwändige Gespräche erfolgen.

Eltern werden durch die Benutzung medizinisch-psychologischer Begriffe beeindruckt. Kurzfristige Besserungen sind sicher zu verbuchen, wie immer, wenn man an eine Sache sehr glaubt.

Meidinger beschreibt 1995, dass Interessenten, die diese Methode lernen und auch ausüben wollen, neben Therapieerfolgen gute Einkunftsmöglichkeiten zugesichert werden.

Entspannungsübungen und autogenes Training

Auch die vielerorts eingesetzten Entspannungsübungen (einschließlich autogenem Training) bringen in der Behandlung von ADS nichts, auch nicht hinsichtlich der motorischen Unruhe (Döpfner et al. 2000). Autogenes Training vor einer Klassenarbeit kann sogar die Aktivierung so extrem absenken, dass das Kind noch schlechtere Leistungen zeigt

Zum Schluss

Die raue Schale, die sich die Kinder oft gezwungenermaßen zum Selbstschutz zulegen müssen, ist sehr dünn. Darunter befindet sich ein sehr sensibles, oft sehr gutes, gutmütiges Herz, das sich danach sehnt, angesprochen zu werden.

Jeder Einsatz lohnt sich, diese Kinder und Jugendlichen verstehen und annehmen zu lernen. Chaotisch, aber lieb, aufbrausend, aber auch erheiternd, diffus und dann wieder ganz bei der Sache, sind sie bisweilen „das Salz in der Suppe". Sie fordern ihre Umwelt immer wieder extrem heraus, können aber mit entsprechender Unterstützung ganz besondere Eigenschaften entwickeln.

Es ist sehr traurig, dass diesen Kindern und Jugendlichen noch in unserer Zeit so wenig geholfen wird, wenn sie sich „daneben" benehmen oder in der Schule nicht mitkommen.

Hoffentlich verändert sich ihnen gegenüber bald auf breiterer Basis die Einstellung grundlegend, damit möglichst früh eine für sie sinnvolle Erziehung und Förderung beginnen kann, um ihnen die schwer wiegenden Sekundärstörungen zu ersparen.

Wir können uns nur wünschen, dass rasch in kooperativen Behandlungsteams sinnvolle Ansätze entstehen, um den Familien zu helfen, statt sie zu verunsichern, wie dies leider noch vielerorts passiert. Dies ist nicht zuletzt bedingt durch die unterschiedlichsten Einschätzungen und Überzeugungen der Fachleute, die sich darüber hinaus zum Teil fast zu „bekriegen" scheinen. Es bleibt dringend zu hoffen, dass sich kurzfristig wirksame, „heftige" Methoden nicht durchsetzen können.

Beinahe märchenhaft schön wäre es für diese Kinder und Jugendlichen, wenn im Schulsystem wieder vermehrt Struktur und Arbeitsruhe einkehren würden.

Die heutigen Umfeldbedingungen für diese Kinder und Jugendlichen machen ihnen das Leben sehr schwer. Bleibt ihr Wahrnehmungsstil unerkannt und/oder unverstanden, erleben sie ihre Kindheit und Jugend oft als Abfolge von Versagenserlebnissen und Schuldgefühlen. Kritik, moralisierende Vorwürfe, Kränkungen und Beleidigungen, Disziplinierungen bis hin zur psychischen und physischen Misshandlung sind täglich erlebte Realität, die der Entwicklung eines gesunden

Selbstwertgefühls empfindlich im Wege steht und zu bleibenden Persönlichkeitsstörungen führen kann.

Eltern sind gefragt

Solange noch nicht ausreichende Kenntnisse über das Syndrom und den richtigen Umgang mit betroffenen Kindern bei Erziehern, Lehrern und anderen Fachleuten in erforderlicher Verbreitung bestehen, ist es besonders wichtig, dass sich die Eltern selbst kundig machen. Aufgrund der vielfältigen, widersprüchlichen Literatur und des großen Angebots an „Patentrezepten" ist dies aber kein leichtes Unterfangen. Hier kann die Mitgliedschaft in einer der inzwischen zahlreichen Selbsthilfegruppen (siehe S. 233) wertvolle Orientierungshilfe geben, auch bei der Suche nach sachkundigen Ärzten und Therapeuten.

Sachkundig können Eltern sich zu kompetenten Gesprächspartnern der professionellen Erzieher bei auftauchenden Problemen entwickeln und leichter mit oft völlig ungerechtfertigten Schuldzuweisungen umgehen. Vor allem sollten Eltern lernen, die positiven Seiten der Kinder wahrzunehmen. Viele prominente Persönlichkeiten der Zeitgeschichte sind und waren mit dem ADS behaftet. Es gilt, Eltern den Rücken zu stärken, damit sie stets zu ihren Kindern halten und für sie eintreten können in unserer oft intoleranten Umwelt. Auch ADS-Kinder haben ein Anrecht auf ein glückliches Kinderleben.

Anhang

Glossar

Affekt Gefühlsäußerung

Anamnese Krankheits- und Lebensgeschichte

ADHD Aufmerksamkeitsdefizit/Hyperaktivitätsstörung

ChADD Children and Adults with ADD – größte Elterninitiative in den USA

Differentialdiagnose Abgrenzung einer Diagnose von anderen

DSM III Diagnostisches und statistisches Manual psychischer Störungen nach Empfehlungen der amerikanischen Gesellschaft für Psychiatrie (Codierungs- und Nachschlagewerk in den USA), 1980

DSM III-R s.o., 1984

DSM IV s.o., 1994

Encephalitis Gehirnentzündung

Eidetiker eine Person, die Phantasie-Vorstellungen zur Realität gehörig äußert

Frontalhirn Stirnhirn

Gilles de la Tourette chronische, motorische Tic-Erkrankung

ICD 10 Internationales Klassifikationssystem psychischer Störungen der WHO – Codierungs- und Nachschlagewerk in Europa 1991

Interaktional die Beziehung betreffend

Kontraindikation Gründe, die einer Maßnahme widersprechen

Metrisch messend

Multitasking für viele Beschäftigungen einsetzbar

Neurotransmitter Nervenerregerüberträgersubstanzen (biochemische), die am Spalt zwischen Nerv und Zelle dafür sorgen, dass ein bioelektrischer Reiz weitergeleitet wird oder nicht

Omnipotentes Verhalten „allmächtiges", dominantes Verhalten
Oppositionelles Verhalten widerstrebend-feindliches, regelübertretendes Verhalten
Projektive Diagnostik Verfahren, die zur Einschätzung der Befindlichkeit eingesetzt werden
Somatisierung körperlicher Niederschlag seelischer Spannungszustände (Kopfweh, Bauchweh)
Superreiz der attraktive Reiz schlechthin
Stammhirn stammgeschichtlich älteste Formation mitten im Kopf, in der alle Nervenbahnen der großen zuführenden Nerven „umgeschaltet" werden; u. a. befindet sich dort das „limbische" System, dem die Urempfindung der Gefühle zugeschrieben wird.
Stressbarometer einfache Skala, auf der man aufträgt, was einen „nervt"
Stimulantienpräparate Medikamente der Amphetamingruppe (u. a. Ritalin®)

Hilfreiche Adressen

ADS e. V., Elterninitiative zur Förderung von Kindern und Jugendlichen mit Aufmerksamkeitsdefizitsyndrom mit/ohne Hyperaktivität, Postfach 1165, 73055 Ebersbach
ADHS Deutschland e. V., Bundesgeschäftsstelle, Postfach 410724, 12117 Berlin
Bundesarbeitsgemeinschaft zur Förderung der Kinder und Jugendlichen mit Teilleistungsstörungen (MCD/HKS) e.V., Wendelinstr. 64, 50933 Köln
Bundesverband Aufmerksamkeitsstörung/Hyperaktivität e. V., Postfach 60, 91291 Forchheim

Elterninitiative – ELAN – e. V., Legasthenie, Dyskalkulie und andere Lernschwierigkeiten, Hauptstr. 13, 76689 Karlsdorf – Neuthard 2
Elterninitiative zur Förderung der Kinder mit Teilleistungsstörungen MCD/HKS/ADS/POS e. V., Auf der Heide 26 a, 22393 Hamburg
Elterninitiative MCD e. V., Verein zur Förderung der Kinder mit Teilleistungsstörungen (MCD), Albrecht-Achilles-Str. 65, 10709 Berlin
JUVEMUS, Vereinigung zur Förderung von Kindern mit Teilleistungsschwächen e.V., Obergraben 25, 56567 Neuwied

Literatur

Altherr, P.: ADS international – was tut sich im Ausland? In: Fitzner, Th., Stark, W.: ADS: verstehen – akzeptieren – helfen, Weinheim 2000
Amipur, K./Heimann, K.: Hyperkinetisches Syndrom und therapeutische Möglichkeiten. In: Der Kinderarzt 23, 12, 2045–2051, 1992
Ayres, A. J.: Baustein der kindlichen Entwicklung, Springer Verlag, Berlin, 1984
Barkley, R. A.: Attention Deficit Hyperactivity Disorder: A Handbook for Diagnosis and Treatment, Guilford Press, New York 10012, 1990
Barkley, R. A.: Taking Charge of ADHD, Guilford Press, New York 10012, 1995
Berger, E.: Minimale Cerebrale Dysfunktion bei Kindern, Bern, Huber, 1977
Bernau, S.: Hilfen für den Zappelphilipp, Herder, Freiburg, 1995
Biederman, J. et. al.: Family Genetic and Psychosocial Risk Factors in DSM-III Attention Deficit Disorder, Journal of the

American Academy of Child and Adolescent Psychiatry, 29, 526–533, 1990
Biederman, J.: Comorbidities in ADHD, Kongressbeitrag ChADD Nov. 1995, Washington
Biederman, J. et al.: Pharmadotherapy of attention-deficit/hyperactivity disorder reduces risk for substance use disorder. In: Pediatrics 1999, 8, 104(2) e 20
Brooks, R.: Children at risk: Fostering resilience and hope, American Journal of Orthopsychiatry, 64, 545–553, 1994
Brown, Th. E.: Attention Deficit Disorders without Hyperactivity: a wide umbrella concept, Kongressvorabdruck ChADD (Children and Adults with Attention Deficit Disorder), Washington, Nov. 1995
Brown, Th. E.: Brown Attention Deficit Disorder Scales, The Psychological Corporation, San Antonio TX, 1995
Brown, Th. E.: Differential Diagnosis of ADD vs ADHD in Adults. In: Nadeau K.: A Comprehensive Guide to Attention Deficit Disorder in Adults; Research, Diagnosis, Treatment, Brunner/ Mazel Inc.; New York 10003, 1995
Brühl, B. et al.: Der Fremdbeurteilungsbogen für hyperkinetische Störungen (FBB-HKS) – Prävalenz hyperkinetischer Störungen im Elternurteil und psychometrische Kriterien. In: Kindheit und Entwicklung 9, 115-125 (2000)
Chelune, G. J./et. al.: Frontal lobe disinhibition in attention deficit disorder, Child Psychiatry and Human Development, 16, 221–235, 1986
Czerwenka, K. (Hrsg.): Das hyperaktive Kind, Ursachenforschung – Pädagogische Ansätze, didaktische Konzepte, Beltz, Weinheim, Basel, 1994
Denckla, M. B.: Learning and Producing Problems with ADD, als Vorabdruck von Denckla, M. B.: A Theory and Model of Executive Function from a Neuropsychological Perspective. In: Lyon, R. & Krasnegor, N. (Eds): Attention, Memory and

Executive Function, P.H. Brooks, Baltimore, 1996

Du Paul, G. J.: ADHD in the Schools. Assessment and Intervention Strategies, Guilford Press, New York 10012, 1994

Eichlseder, W.: Unkonzentriert. Hilfen für hyperaktive Kinder und ihre Eltern, C. J. Bucher, München, 1986

Esser, G./Schmidt, M.: Minimale Cerebrale Dysfunktion – Leerformel oder Syndrom?, Enke, Stuttgart, 1987

Ettrich, K.-H./Ettrich, Ch.: Pragmatische Aspekte der Therapie hyperaktiver Kinder. In: Das hyperaktive Syndrom – neue und bewährte Therapien, 2. Symp. des AÜK, 1993

Franke, U. (Hrsg.): Aggressive und hyperaktive Kinder in der Therapie, Springer, Berlin, Heidelberg, New York, 1988

Gauthier, M.: Stimulant medications in adults with attention deficit disorder, Canadian Journal of Psychiatry, 439 (29), 435–440, 1984

Goldstein, S./Goldstein, M.: Hyperactivity – Why won't my Child pay attention?, John Wiley & Sons, Inc.; New York, 1992

Goldstein, S./Goldstein, M.: Managing Attention Disorders in Children, John Wiley & Sons, Inc.; New York, 1990

Grissemann, H.: Hyperaktive Kinder, Kinder mit minimaler cerebraler Dysfunktion und vegetativer Labilität als Aufgabe der Sonderpädagogik in der allgemeinen Schule, Huber, Berlin, Stuttgart, Toronto, 1986

Hallowell, E. M./Ratey, J. J.: Driven to Distraction, Touchstone, New York, 10020, 1994

Hallowell, E. M./Ratey, J. J.: Answers to Distraction, Pantheon Books, New York, 1994

Hartmann, Th.: ADD Success Stories. A Guide to Fulfillment for Families with Attention Deficit Disorder, Underwood Books, California 95945, 1995

Hartmann, Th.: Eine andere Art, die Welt zu sehen. Das Aufmerksamkeitsdefizitsyndrom. 1997

Huss, M. et al.: Wenn ADS erwachsen wird – Langzeitverläufe von Kindern mit ADS. Macht Ritalin süchtig? In: Fitzner, Th., Stark, W.: ADS: verstehen – akzeptieren – helfen. Weinheim 2000

Kahn, E./Cohen, L. H.: Organic drivenness: A brainstorm syndrome and experience, New England Journal of Medicine 210, 748–756, 1934

Kelly, K./Ramundo, P.: You mean I'm not lazy, stupid or crazy?! A self-help book for adults with attention deficit disorder, Tyrell & Jerem Press, Cincinnati, 1993

Kesper, G./Hottinger, C.: Mototherapie bei sensorischen Integrationsstörungen, Ernst Reinhardt, München, 1992

Kinsbourne, M./Conners, K. (eds.): Attention Deficit Hyperactivity Disorder, Medizin verlag, München, 1990

Kiphard, E. J.: Motopädagogik, Verlag modernes Lernen, Dortmund, 1983

Kornetzky, C.: Psychoactive drugs in the immature organism, Psychopharmakologia 17, 105–136, 1970

Krause, J.: Leben mit hyperaktiven Kindern, Piper, München, 1995

Krause, K. H. et al.: Increased striatal dopamine transporter in adult patients with attention deficit hyperactivity disorder: effects of methylphenidate as measured by single photon emission computed tomography. Neuroscience Letters 285 (2000), 107–110

Laufer, M.: Hyperkinetic syndrome in children, Pediatrics 50, 463–474, 1957

Laumann, A.: Zur Validität des hyperkinetischen Syndroms, AT Verlag, Münster, 1989

Lempp, R.: Leitlinien zur Diagnostik und Therapie von psychischen Störungen im Säuglings-, Kindes- und Jugendalter, Köln, 2000

Lempp, R.: Frühkindliche Hirnstörung und Neurose, Huber, Bern, 1978

Lempp, R.: Teilleistungsstörungen im Kindesalter, Huber, Bern, 1979

Lou, H. C. et al.: Focal cerebral dysfunction in developmental learning disabilities, Archives of Neurology, 41, 825–829, 1984

Lou, H. C. et al.: Striatal dysfunction in attention deficit hyperkinetic disorder, Archives of Neurology, 46, 48–52, 1989

Märker, H. J.: Energieausgleich durch Kinesiologie. In: Das hyperaktive Syndrom – neue und bewährte Therapien, 2. Symposium des Arbeitskreises Überaktives Kind e. V., 25.9.93, Hannover, 1993

Meichenbaum, D.: Kognitive Verhaltensmodifikation, Urban & Schwarzenberg, München, 1977

Meidinger, H.: Kinesiologie – eine neue Therapieform in der Schule?. In: Report Psychologie 20, 10/95

Milich, R. et al.: Sugar and hyperactivity: A critical review of empirical findings, Clinical Psychology Review, 6, 493–513, 1986

Minde, K.: Diagnose und Therapie der kindlichen Hyperaktivität: Neue Herausforderungen. In: Aktuelle Entwicklungen in der Kinder- und Jugendpsychiatrie, Medizin Verlag, München, 1992

Nadeau, K. G. (Ed.): A comprehensive Guide to Attention Deficit Disorder in Adults, Research, Diagnosis, Treatment, Brunner/Mazel, Inc.; New York 10003, 1995

Neuhaus, C.: Psychologische Therapie bei hyperkinetischen Kindern. In: Das hyperaktive Syndrom – neue und bewährte Therapien. 2. Symposium des Arbeitskreises Überaktives Kind e. V. am 25. 09. 93, Hannover, 1993

Neuhaus, C.: Was ist dran am Zappelphilipp? Gezielte Interventionsmöglichkeiten in Familie und Schule. Ein Elterntraining. In: Passolt, Michael (Hrsg.): Hyperaktive Kinder – psychomotorische Therapie, Ernst Reinhardt Verlag, München, 1993

Passolt, M. (Hrsg.): Hyperaktive Kinder – Psychosomatische Therapie, Ernst Reinhardt Verlag, München, 1993

Prekop, J.: Hättest du mich festgehalten, Kösel, München, 1989

Quinn, P.: Adolescents and ADD: Gaining the Advantage, Brunner/Mazel, Inc.; New York 10003, 1995

Quinn, P.: Neurobiology of Attention Deficit Disorder, in: Nadeau, K. (Ed.): A comprehensive Guide to Attention Deficit Disorder in Adults; Research, Diagnosis, Treatment, Brunner/Mazel/Inc.; New York 10003, 1995

Quinn, P. O./Stern, J. M.: Putting on the brakes, Brunner/Mazel, Inc.; New York 10003, 1993

Rohmann, U./Elbing, U.: Festhaltetherapie und Körpertherapie, Verlag modernes Leben, Dortmund, 1990

Rothenberger, A.: Klassifikation und neurobiologischer Hintergrund des HKS. In: Franke, U. (Hrsg.): Aggressive und hyperaktive Kinder in der Therapie, Springer, Berlin, Heidelberg, New York, 1988

Rusch, R.: Zappelhannes, Anrich, Kevelaer, 1988

Ryffel-Rawak, D.: ADS bei Erwachsenen. Bern 2001

Schmidt, M. H.: Das MCD-Konzept ist überholt, Deutsches Ärzteblatt, 79, Heft 6, 40–46, 1992

Schulz, E./Remschmidt, H.: Die Stimulanzien-Therapie des hyperkinetischen Syndroms im Kindes- und Jugendalter. Zeitschrift für Kinder- und Jugendpsychiatrie 18, 157–166, 1990

Silver, L. B.: Attention-Deficit-Hyperactivity Disorder. A Clinical Guide to Diagnosis and Treatment, American Psychiatric Press, Inc.; Washington, DC, 1991

Steinhausen, H. C. (Hrsg.): Das konzentrationsgestörte und hyperaktive Kind, Kohlhammer, Stuttgart, Berlin, Köln, Mainz, 1988

Steinhausen, H.C. (Hrsg.): Hyperkinetische Störungen im Kindes- und Jugendalter, Kohlhammer, Stuttgart, Berlin, Köln, Mainz, 1995

Trott, G. E.: Das hyperkinetische Syndrom und seine Behandlung, J. A. Barth, Leipzig, Berlin, Heidelberg, 1993

Tzelepis, A. et al.: Differential Diagnosis and Psychiatric Comorbidity Patterns. In: Adult Attention Deficit Disorders. In: Nadeau, Kathleen: A comprehensive Guide to Attention Deficit Disorder in Adults; Research, Diagnosis, Treatment, Brunner/Mazel/ Inc.; New York 10003, 1995

Voss, R. (Hrsg.): Pillen für den Störenfried?, München, Basel, 1983

Wagner, I.: Aufmerksamkeitstraining mit impulsiven Kindern, (5. Auflage) D. Klotz, Eschborn, 1991

Walter, U.: Mein kleines wildes Teufelchen, Verlag Gesundheit, Berlin, 1993

Weiss, G./Hechtman, L.T. (2nd ed): Hyperactive Children grown up: ADHD in Children, Adolescents and Adults, Guilford Press, New York, 1993

Weiss, L.: Attention Deficit Disorder in Adults: Practical help for sufferers and their spouses, Taylor Publishing, Dallas, Texas

Wender, P.: Minimal brain dysfunction in children, Wiley, New York, 1970

Wender, P.: Das hyperaktive Kind (9. Auflage) Ravensburger Verlag, Ravensburg, 1991

Wilens, T. et al.: Comorbidity of attention deficit hyperactivity psychoactive substance use disorders, Hospital and Community Psychiatry, 45, 421–435, 1994

Zametkin, A. J. et al.: Cerebral glucose metabolism in adults with hyperactivity of childhood onset, The New England Journal of Medicine 323 (20), 1361–1366, 1990

Zentall, S.: Self-regulation of stimulation for ADD-H Children during reading and vigilance task performance, Journal of abnormal Child Psychology 15(4), 519–536, 1987